Cabelo

Sonia Biondo
Bruno Donati

Cabelo

Cuidados básicos, técnicas de corte, coloração e embelezamento

3ª EDIÇÃO ATUALIZADA

Senac Nacional
Rio de Janeiro – 2014

SENAC – Serviço Nacional de Aprendizagem Comercial

Presidente do Conselho Nacional: Antonio Oliveira Santos
Diretor-Geral do Departamento Nacional: Sidney Cunha
Diretor de Integração com o Mercado: Jacinto Corrêa

Editor: Rose Zuanetti (rzuanetti@senac.br)
Coordenação de produção editorial: Sonia Kritz (soniakritz@senac.br)
Acompanhamento técnico-pedagógico: Máslova Teixeira Valença
Projeto gráfico, capa e diagramação: Ampersand Comunicação Gráfica
Fotos: Zeca Guimarães
Maquiagem: Rita de Cássia Paulo Elias
Modelos: Camila França, Cathia Maria Leiras, Luiz Carlos Lyra Matos, Luiza de Melo Ferreira, Solange Figueira de Oliveira
Revisão: Alexandre Rodrigues Alves e Tereza da Rocha
Produção gráfica: Adriane Abbade e Juliana Schettino
Atendimento ao cliente: Ricardo Argento e Cláudia Cordeiro (gpde@senac.br)

Dados de Catalogação na Publicação

BIONDO, Sonia; DONATI, Bruno. **Cabelo** : cuidados básicos, técnicas de corte, coloração e embelezamento.
3. ed. atual. 13. reimpr. Rio de Janeiro : Senac Nacional, 2014. 176 p Il, Inclui bibliografia. ISBN 978-85-7458-270-2

CABELO; TRATAMENTO CAPILAR; CABELEIREIRO; CORTE DE CABELO; PINTURA DE CABELO.

Ficha elaborada de acordo com as normas do **SICS** - Sistema de Informação e Conhecimento do Senac

Senac Nacional
Av. Ayrton Senna, 5555 – Barra da Tijuca
CEP 22775-004 – Rio de Janeiro – RJ
Tel.: (21) 2136-5668
e-mail: gpde@senac.br
home page: www.senac.br

Nota do Editor

Há mais de seis anos o Senac Nacional publicou a primeira edição do livro *Cabelo – cuidados básicos, técnicas de corte, coloração e embelezamento*. E o livro se tornou um dos grandes sucessos editoriais de nosso catálogo.

Sucesso que nos deixa a certeza de estarmos cumprindo nosso papel e contribuindo para a formação e o aprimoramento de milhares de profissionais.

A profissão de cabeleireiro é cada vez mais reconhecida e desejada, e essa realidade demanda profissionais competentes e bem informados, capazes de acompanhar as mudanças do mercado, as novidades tecnológicas e o crescente nível de informação e exigência dos clientes.

Com tantas expectativas, o cabeleireiro deve ter um perfil bem especial. Além de informação e criatividade, o bom desempenho requer domínio da técnica, senso estético, sensibilidade e segurança. Isso tudo sem descuidar das tendências, dos produtos, do mercado e da concorrência.

Por isso, como editores, também tivemos de nos aprimorar. E apresentamos agora a nova edição atualizada do livro, que contempla novidades em produtos cosméticos, serviços, tecnologias, tratamentos e técnicas de embelezamento.

De olho nas tendências de mercado e na afirmação da diversidade étnica, Sonia Biondo e Bruno Donati prepararam para esta edição um capítulo especial sobre cabelos afro. Para os homens, que hoje disputam cadeiras nos salões de beleza, um passo a passo especial para o corte básico de cabelo masculino.

Sumário

Cabelo

o que você precisa saber sobre tricologia e terapias capilares

Na onda dos alisamentos e escovas, o cabelo entra em terapia; tratar os fios ganha status de especialidade e conhecer a estrutura do cabelo é fundamental.

A saúde do cabelo não vai bem. Nos últimos anos, foram muitas escovas – inteligentes ou não, com nomes supervariados –, e os fios pagaram o preço cobrado em nome de um antigo sonho feminino: o do cabelo liso, macio, penteado e sem volume. Depois de tanto estica e puxa, acabou quebrado, danificado, sem vida e, no pior dos casos, caiu, abandonou a dona e foi embora. Para quem trabalha com cabelo, saber essas coisas pode ser decisivo na hora de escolher, mais do que a profissão, a especialidade.

> Conversar muito com o cliente antes de trabalhar no cabelo dele – esse é um dos melhores conselhos que um profissional pode receber e que vale para toda a sua carreira.

Para acompanhar o ritmo, o profissional deu uma geral rápida nas vitrines dos salões e anunciou uma novidade que todos esperavam: tratamentos e hidratações incríveis, selamentos de cutículas e afins que regenerariam os fios para que a consumidora pudesse voltar a usar os outros serviços capilares do cardápio. Os problemas – delas – acabaram.

Para pilotar esse CTI capilar que muitos salões de beleza passaram a oferecer, surgiu um novo profissional do cabelo: o terapeuta capilar. Ele é um especialista em tricologia e está ali para ajudar o cliente a preparar o cabelo para os demais serviços oferecidos no salão. Antes de tingir ou fazer algum tipo de mecha ou clareamento, cortar, alisar ou até fazer escovas e chapinhas, esse terapeuta entra em ação, orientando o "paciente".

você sabia?

Tricologia (do grego *trichos*, cabelos, e *logos*, estudo) é o campo da medicina que trata exatamente do estudo do fio do cabelo; inclui conhecimentos de clínica médica, endocrinologia, dermatologia e psiquiatria. A criação de uma nova disciplina se fundamenta no fato de o cabelo revelar muito mais sobre uma pessoa do que o senso comum pode imaginar.

A terapia capilar, na verdade, acaba pondo em prática o que deveria ser praxe no atendimento de qualquer salão de cabeleireiro: uma anamnese do cabelo. Anamnese é o que o médico faz quando tem consulta com um paciente pela primeira vez: ouve dele uma minuciosa descrição de sintomas e queixas, formando um histórico da vida do cabelo daquela pessoa, sucessos e fracassos – aliás, principalmente fracassos, porque é a partir do que deu errado que o cabeleireiro ou terapeuta capilar vai poder garantir o bom resultado do serviço que vai ser feito. Ou seja, as chances de repetir o erro (ou simplesmente de dar errado dessa vez) serão mínimas.

Só que, no caso do tratamento capilar, a anamnese leva a um procedimento específico: o diagnóstico do fio e a consequente recuperação da beleza do cabelo. Para isso, o terapeuta capilar deve buscar, mais que eventuais treinamentos oferecidos por marcas de coloração, algum tipo de formação técnica em tricologia para tirar melhor partido de sua colocação no mercado. No caso do cabeleireiro, no entanto, os conhecimentos de tricologia são inerentes ao desempenho da atividade. Como ter o cabelo como matéria-prima da profissão sem um conhecimento básico sobre o assunto?

Assim como no caso da íris (seu estudo revela um mapa da saúde de todo o organismo), a análise do fio pode ser uma espécie de mapa do corpo. Ao ser observado num microscópio, ele acusa desde tratamentos capilares recentes, como tingimentos e descolorações, até informações vitais, como o tipo de alimentação e o estado de saúde da pessoa – físico e emocional.

A saúde do fio de cabelo está, portanto, intimamente ligada à saúde do corpo. Se o organismo funciona bem e as emoções estão equilibradas, os cabelos certamente estarão saudáveis e bonitos. Quando o organismo sofre qualquer tipo de alteração, os cabelos são muitas vezes os primeiros a dar sinais de que algo não está certo.

você sabia?

O cabelo tem cerca de 20 tipos de células ligadas a diversos sistemas do corpo humano – principalmente o nervoso, o circulatório e o imunológico.

Algumas enfermidades ou condições médicas têm efeitos específicos nos cabelos:

Hipotireoidismo | *perda acentuada de cabelos. Falta de densidade nos fios, de forma difusa.*

Hipertireoidismo | *afinamento e queda excessiva de cabelo.*

Gravidez | *aumento do percentual de cabelos e menos incidência de queda. No pós-parto pode haver queda difusa e crônica.*

Anemia | *queda crônica dos cabelos e afinamento dos fios.*

Regimes alimentares agressivos ou desnutrição | *queda acentuada dos fios, afinamento e clareamento dos cabelos e alterações no crescimento dos fios.*

Doenças neurológicas | *aumento de oleosidade e caspa.*

Outros fatores – como poluição, escovação em excesso, colorações e estresse – podem reduzir a vida útil do fio de cabelo em até 20%. Para haver renovação, de cinco em cinco anos um fio novo, com mais vigor, força a queda do fio mais velho e já enfraquecido. Quando a queda do cabelo ocorre fora do tempo programado, o fio que caiu está doente ou responde a uma fase biológica da vida de seu dono. É normal caírem até cem fios por dia.

Um aspecto importantíssimo para a saúde dos cabelos é a qualidade da alimentação. Os minerais, por exemplo, são decisivos. A falta desses elementos químicos pode acarretar diversos prejuízos ao organismo e, claro, também ao cabelo. Veja alguns desses problemas:

Ferro | a carência de ferro no organismo geralmente é determinada por regimes vegetarianos, hipovitaminose C, insuficiência renal crônica, hemorragias e dermatoses descamantes. No cabelo, o efeito principal é a queda dos fios.

Zinco | a falta de zinco é muito comum em pacientes idosos; pode determinar cabelos finos, quebradiços, sem brilho ou avermelhados. Alterações na absorção do mineral e ingestão de nutrientes inadequados são causas da carência.

Cobre | importantíssimo em vários processos metabólicos, sua falta tem influência na hemoglobina e, consequentemente, na oxigenação celular, causando queda de cabelo e dermatoses, inclusive no couro cabeludo.

Selênio | quando falta, pode causar embranquecimento dos cabelos.

Iodo | o excesso ou a carência modifica as secreções tireoideanas, influindo diretamente na reprodução celular dos folículos.

Cálcio, magnésio, fósforo | indispensáveis ao transporte celular. A deficiência desses minerais, decorrente de hábitos alimentares disfuncionais, prejudica o crescimento dos fios.

Exame do fio de cabelo

O perfil mineral de uma pessoa pode ser medido com apenas 2 gramas de seu cabelo! O nome dado a esse *check-up high tech* que informa a quantidade de minerais existentes no organismo de uma pessoa é mineralograma. Por sua vez, ele determina o estado de saúde do dono dos cabelos. Nesse exame, a amostra de cabelo é lavada por solventes especiais e analisada por uma aparelhagem computadorizada que elabora um relatório completo sobre os níveis de cada mineral no organismo. Um exame químico dos fios de cabelo indica o perfil detalhado dos últimos três meses e muitas vezes revela um quadro mais real do que o obtido com os exames de sangue e urina.

Tudo começou quando, há duzentos anos, o médico e cientista alemão Samuel Hahnemann afirmou que os distúrbios físicos, emocionais e mentais da era moderna eram causados pela Revolução Industrial. Hahnemann, hoje reconhecido mundialmente como o pai da homeopatia, descobriu que diversos tipos de doenças tinham uma causa comum: excesso de certas substâncias químicas (chumbo, alumínio etc.) no organismo humano. Sua teoria foi definitivamente comprovada graças ao mineralograma capilar, a análise química dos fios de cabelo.

Esse exame revela o excesso de metais pesados e a deficiência de minerais essenciais no organismo. Esses metais estão no nosso corpo em função do consumo de alimentos comprometidos, da utilização abusiva de produtos excessivamente industrializados e da exposição ambiental a essas substâncias. Com o passar do tempo, elas vão se acumulando em certas áreas do corpo humano. E esse desequilíbrio fica registrado nada mais, nada menos que nos cabelos!

De maneira geral, as fases biológicas mais propícias a distúrbios na produção de fios são: adolescência, período menstrual, gravidez, menopausa e andropausa. Como você pode ver, é praticamente a vida inteira – o que, temos que reconhecer, é uma perspectiva promissora para quem vive da profissão: clientes não faltarão.

Condensados nos fios, são facilmente detectáveis cerca de 30 minerais essenciais e metais tóxicos que fornecem ao médico um quadro amplo de informações. Esses dados permitem um diagnóstico preciso de como está o metabolismo, quais as carências ou eventuais deficiências.

Na verdade, não faltarão clientes para todo e qualquer cabeleireiro atualizado e bem informado – e não só sobre tricologia e novas tendências. Um pouco da história do cabelo faz falta nesse aprimoramento.

Uma relação que vem de longe

O convívio do ser humano com as questões do cabelo começa cedo. Muito cedo, na verdade. Mais exatamente no terceiro ou quarto mês de vida fetal, quando uma camada de penugem, cientificamente conhecida como lanugo, começa a aparecer em grande parte do corpo do bebê, inclusive na cabeça. Pouco antes do nascimento ou logo depois, essa penugem fininha cai. E assim, sem sequer tomar consciência do que está acontecendo à nossa volta, entramos em contato – ainda que em nível bastante primitivo – com o primeiro episódio da nossa história capilar: a queda.

Levando em consideração que essa experiência fica registrada no inconsciente, isso talvez explique – com uma rápida licença psicanalítica – o horror que mulheres e principalmente homens têm diante do cabelo ralo ou, horror dos horrores, da calvície.

Mas a história continua. Nos primeiros meses de vida, cresce outro tipo de penugem – seu nome é *vellus* –, que se desenvolve até virar cabelo. E, na puberdade, esse projeto de implantação capilar se completa, com os cabelos já devidamente nascidos e posicionados em tudo que é lugar do corpo – para a alegria de depiladores no mundo todo. Mas isso já é outro livro.

Na cabeça, isto é, no couro cabeludo, que é o que aqui nos interessa, o fio de cabelo se desenvolve de maneira diferente desde os primeiros meses de vida. Ele rapidinho passa de penugem a cabelo, e é ali que o fio adquire característica de maior comprimento e densidade em relação a todas as outras partes do corpo. Numa estatística universal, podemos dizer que o ser humano tem entre 100 mil e 150 mil fios na cabeça; sua taxa de crescimento é de cerca de 1,5 centímetro por mês. No verão, estimulados pela luz solar, os cabelos crescem mais rápido.

O típico cabelo humano consiste de uma parte visível – os fios, hastes cilíndricas que se projetam para fora da pele – e da raiz, que fica do lado de dentro da superfície da pele, contida no chamado folículo. À exceção de umas poucas células que se desenvolvem na base da raiz, podemos dizer que o cabelo é uma espécie de tecido morto, feito de queratina e proteínas derivadas. O folículo é um invólucro da epiderme, como se fosse um tubinho, que contém em sua base parte da derme, a camada mais profunda.

você sabia?

O cabelo cresce a uma velocidade média de 1 mm a cada três dias, cerca de 1 a 1,5 cm por mês ou 12 a 15 cm por ano.

O cabelo humano é justamente formado pela divisão dessas células na base do folículo: à medida que as células são empurradas para fora da derme, elas vão ganhando camadas de queratina e se pigmentando.

Todo esse processo inclui um ciclo de queda e renovação contínuas, na seguinte ordem: crescimento, repouso, queda e crescimento renovado. A vida média de um fio de cabelo longo é de três a cinco anos. Cada folículo segue esse ciclo independentemente dos outros. Assim, a quantidade total de cabelo permanece a mesma. Isso só não acontece quando a produção de fios sofre alterações por fragilidade da saúde do indivíduo.

Resumindo: o couro cabeludo é uma espécie de pele feita de folículos de cabelo e glândulas sebáceas cuja epiderme se renova rapidamente. A quantidade média de folículos no couro cabeludo fica entre 80 e 140 mil.

Agora, ao que interessa em matéria de beleza: a forma do folículo. É ela que determina a qualidade do cabelo que irá nascer:

*Um **folículo redondo** dá origem a um fio liso.*

*Um **folículo oval** dá origem a um cabelo ondulado.*

*Um **folículo chato** dá origem a um fio encaracolado. Para algumas mulheres, que ainda não perceberam a beleza do movimento desse tipo de cabelo em particular, esse seria definitivamente o folículo mais chato de todos.*

É aí que a determinação dos fatores genéticos dos diferentes grupos étnicos começa a se manifestar visivelmente nos fios de cabelo. Eles podem ser reconhecidos pela forma (lisos, muito lisos, ondulados, cacheados, crespos) ou pela espessura (finos ou grossos). Ou de acordo com a classificação étnica universal: negróides (negros), mongolóides (orientais) e caucasianos (europeus).

Se observarmos no microscópio, veremos que os cabelos orientais são grossos, extremamente lisos e com o folículo redondo. Os fios europeus são lisos ou até ondulados, mas finos e com folículo ovalado. Os cabelos cacheados são uma combinação dos dois tipos. Podemos dizer que são finos como os europeus, mas têm uma forma mais elíptica ainda de folículo, tornando o fio mais frágil, suscetível a danos e com maior tendência a embaraçar.

você sabia?

Os cabelos brancos não sofrem alterações na estrutura ao perder a cor nem são mais fracos ou propensos à queda. Segundo dermatologistas, nascem até mais grossos, fortes e rebeldes, porque a melanina, que lhes dava cor, é temporariamente substituída por bolhas de ar.

Cabelos crespos, ondulados, cacheados, secos, oleosos...

O tipo de cabelo é definido pelo formato do bulbo capilar (raiz), que é geneticamente determinado. Em essência, o que muda é a forma geométrica da secção transversal de cada fio (ou seja, a forma do fio de cabelo quando observado num corte transversal que também só pode ser visto no microscópio) e o grau de ondulação de cada tipo de cabelo. No caso dos não lisos, a forma geométrica passa de levemente elíptica (ondulado) a muito elíptica (crespo); nessa classificação, o cacheado está num nível intermediário.

Outras classificações para o cabelo: lissótrico (liso), cimótrico (ondulado) e ulótrico (crespo).

Na hora de comprar produtos, preste atenção ao tipo dos seus fios de cabelo:

- *Secos ou ressecados por tratamentos químicos (tingidos, com permanente ou alisados)*
- *Grisalhos*
- *Normais*
- *Oleosos e propensos à formação de caspa*
- *Crespos ou cacheados*

E como saber?

Lave a cabeça. Depois de 12 horas, esfregue um chumaço de algodão no couro cabeludo e repare no algodão:

- *Se ficar levemente oleoso, o cabelo é normal.*
- *Se ficar com uma camada excessiva de oleosidade, o cabelo é oleoso.*
- *Se não ficar com nenhuma marca, o cabelo é seco.*

Um pouco de história

Os tratamentos para a beleza do cabelo fizeram uma longa viagem no tempo, antes que chegassemos ao estudo do fio propriamente dito há registros da existência de espaços para o embelezamento das melenas ainda na Grécia Antiga. Seriam, digamos, os primeiros salões de cabeleireiro de que se tem notícia. Eram os *koureia*, prova de que a preocupação grega com a estética era muito mais integrada do que se pode imaginar.

Na época, ofertar as madeixas aos deuses era o maior presente que se podia apresentar. Berenice, por exemplo, cortou seus cabelos e os ofertou em sacrifício a Afrodite, para que seu marido Ptolomeu voltasse ileso da guerra. A própria Afrodite cobria sua nudez com as longas madeixas. Vênus, deusa do amor, era conhecida pelo cheiro de ambrosia que seus cabelos exalavam. Diana, a deusa da caça, entregava sua cabeleira loura aos cuidados das ninfas. Sócrates era calvo e explicava a falta de cabelos com uma tirada filosófica – como seria de se esperar: "Mato não cresce em ruas ativas."

Mas os gregos não foram os únicos povos da Antiguidade a colecionar histórias sobre cuidados e embelezamento dos cabelos. No Egito Antigo os faraós usavam perucas como forma de distinção social. Papiros egípcios com mais de 4 mil anos já faziam referência à anatomia do couro cabeludo e a fórmulas de tratamento para a calvície. Cleópatra receitava para seu amado Júlio César, que era calvo, uma fórmula caseira com rato doméstico, dente de cavalo, gordura de urso e medula de veado. Diziam que o segredo do encanto de Nefertite estava no brilho das suas negras madeixas, banhadas em óleos aromáticos e perfumes.

Em Roma, mulheres tingiam seus cabelos com sabão amarelo ou usavam perucas feitas dos cabelos louros dos prisioneiros bárbaros. Na Idade Média, as imposições religiosas levavam as mulheres a cobrir completamente os cabelos. O abrigo mais simples era constituído por uma peça de linho caída sobre os ombros ou abaixo deles. Os véus de noiva e as mantilhas das espanholas são derivações do costume desse tempo. No fim da Idade Média, os cabelos eram penteados para trás, escondidos, e, se crescessem na testa, eram raspados, para que o chapéu fosse a atração principal, veja só.

Na França de Luís XIV, a tendência era usar cabelos compridos e em longos cachos. O modismo foi logo imitado pelos cortesãos, que começaram a usar perucas de cabelos naturais. Foi nessa época que um cabeleireiro com especial senso de oportunidade imaginou eriçar o cabelo das perucas, enrolando-o molhado em pauzinhos cilíndricos e levando para secar nos fornos das padarias. Essa técnica antiga ainda é praticada com algumas variações nas fábricas de perucas e postiços, com o nome de *croquignole* ou *frisure forceé*.

Na corte de Versalhes, as perucas também foram um marco, principalmente com a coleção de Madame Pompadour. Depois de penteá-las, ela costumava vaporizá-las com pós de diversas cores, como azul, rosa, branco ou qualquer outra. Na corte inglesa, durante a dinastia Tudor, a Rainha Elizabeth I costumava realçar os reflexos de seus cabelos com casca de nogueira e os penteava formando vários anéis estilizados.

No mundo muçulmano não ocidental e tradicional, os cabelos eram cobertos por véus ou lenços – o que persiste até hoje. Revendo religiões e mitologias, percebe-se que não existe um deus sem cabelos. Antes de Cristo, Buda teve sua expressão máxima quando renunciou aos bens materiais e cortou seus cabelos.

Entre mitos, folclores e lendas, duas certamente pertencem ao imaginário capilar da humanidade: a de Sansão, que perdeu a força e ficou à mercê dos filisteus depois que sua amada Dalila cortou sua cabeleira; e a de uma das personagens dos irmãos Grimm, conhecida como Rapunzel, que tinha tranças fortes e tão compridas que serviam de acesso à sua torre no castelo.

Técnicas de embelezamento

novos recursos para a beleza do cabelo

Novidades sobre materiais e instrumental; algumas técnicas recentes que começam a ganhar credibilidade; tendências da indústria da beleza capilar.

O tempo passa, o tempo voa e o fio de cabelo melhora – pelo menos no que depender da indústria de cosméticos e dos avanços da medicina. Novos recursos estão sempre surgindo no mercado da beleza capilar para facilitar a vida dos cabeleireiros: no instrumental, muitas novidades nos materiais de acessórios, chapinhas, pranchas e secadores; nos cosméticos, produtos que agilizam e potencializam os serviços prestados no salão, da coloração ao alisamento.

Quanto às técnicas, é outra história. Muito do que está se usando no momento pode vir a ser posto de lado a curto prazo. Tudo depende do teste com o cabeleireiro e o cliente no dia a dia. Se aprovado, o novo tem vida longa.

De modo geral, o que tem se aprendido em matéria de cabelo é que a grande novidade é justamente a diversidade e a variedade de recursos. À disposição do consumidor sempre haverá, ao lado de uma técnica mais radical, outra mais suave e que agrida menos o fio de cabelo.

Quer dizer, com tanta informação e tantas possibilidades, só estraga o cabelo quem quer. Sem falar nas soluções de problemas. Cortou demais? Alongamentos e extensões. Errou no tom do louro? Um tonalizante pode resolver. Danificou o cabelo com química? Queratina nele.

Quando a gente lembra que na década de 60, no século passado, ainda não existia condicionador e que os alisamentos só ficaram mais seguros no início do século 21, profissional e consumidor hoje não têm muito do que se queixar.

A peça chave para separar o joio do trigo ainda é a informação. E informação nunca é demais, principalmente para a atualização de um bom cabeleireiro. Fique sempre atento aos recursos lançados para o embelezamento capilar.

Coloração | hipoalergênicos e uma nova placa de acrílico facilitam o trabalho

A plaquete, aquela prancha/pente muito usada nas mechas, vem sendo cada vez mais aperfeiçoada ergonomicamente para o manuseio do cabeleireiro. Além dos cabos ondulados e com textura porosa para uma melhor pega, o material de que é feita a plaquete também tem novidades: a melhor delas é o acrílico transparente, que permite que se veja com clareza, sem interferência até mesmo da cor da plaquete, a real tonalidade que a mecha vai adquirindo com a coloração/descoloração. Assim, quem aplica tem mais controle sobre a ação da tintura no cabelo do cliente; e isso é muito bom.

No caso da cosmética de coloração, os avanços ficam por conta de produtos hipoalergênicos e com química cada vez mais suave, além de outros específicos para mechas. Com a grande quantidade de opções para colorir ou descolorir o cabelo com luzes ou reflexos, já se encontram hoje no mercado cosméticos especiais para cada tipo de *balayage*.

De origem italiana, uma marca específica para coloração e tratamento capilar vem conquistando, por sua vez, um mercado que parecia impossível – o da cosmética capilar 100% sem amônia. Se a Tecna conseguir, com seus produtos, o mesmo resultado da concorrência, a tendência é que se estabeleça uma nova referência. Vamos aguardar.

você sabia?

Muitas tesouras chamadas de japonesas e consideradas "as melhores do mundo" não são de fato fabricadas no Japão. Elas são feitas em países como Coreia, China, Taiwan, Paquistão, Vietnã – e até no Japão mesmo, com componentes de outra procedência, um recurso para que os profissionais, vendo o *made in Japan* gravado na lâmina, adquiram a tesoura com mais confiança. Lembre-se de que mais importantes do que o país de origem da tesoura são a qualidade dos materiais e a tradição do seu fabricante.

Corte | tesouras múltiplas: ainda alemãs e mais japonesas

A origem alemã – mais precisamente Solingen, cidadezinha do alto do Reno – ainda garante boas tesouras profissionais para cabeleireiros. A fama precede a marca Solingen, praticamente uma cidade da lâmina, dedicada há séculos à fabricação dos melhores objetos de corte – de tesouras a facas e espadas. Será difícil, portanto, desbancar um passado desses. Sabia que os artesãos dessas facas e afins não revelam os segredos do seu trabalho na fabricação da melhor lâmina? Pois é.

Mas as tesouras japonesas correm por fora. Afinal, japoneses também têm seu passado "laminoso", com os samurais e suas espadas incríveis e método de produção próprio. Dizem que a qualidade das lâminas produzidas no Japão é tão alta que só prefere as alemãs o profissional que ainda não experimentou a tesoura japonesa, de corte bem mais preciso e suave.

Fiéis a essa tradição, as marcas japonesas de tesouras vêm avançando no setor. Um dos modelos mais recentes é a tesoura japonesa que vem com oito opções no mesmo conjunto, cada uma para um tipo de corte. Haja cinto de utilidades para o cabeleireiro!

Hidratação | uma química que trata o fio e dispensa os acessórios

Em hidratação e tratamento do cabelo, quem avança é mesmo a química, passando a incorporar na cosmética os resultados que antes só os aparelhos acessórios garantiam. Vaporizadores, luzes térmicas ou ativadores estão perdendo lugar para produtos de tratamento do fio, cada vez mais completos e melhores, bastando minutos de permanência após um xampu para dar o mesmo efeito dos aparelhos.

Ainda assim, há novidades em aparelhos auxiliares de tratamento. Um avaliador a laser, por exemplo, identifica no couro cabeludo a causa da queda do cabelo, e pode atuar igualmente na limpeza da raiz, removendo células mortas e nutrindo o bulbo capilar. Mais uma: aparelho com névoa de queratina, que age principalmente sobre o cabelo danificado e quebrado, regenerando e promovendo o brilho e a resistência do fio.

Entre os ativos cosméticos, o óleo de cherimoia – fruto de árvore nativa da América do Sul, muito semelhante à fruta-do-conde – chega como um poderoso aliado para a revitalização e o brilho do cabelo. É naturalmente hipoalergênico e recomendado a quem tem couro cabeludo sensível. Pode ser usado uma vez por mês regularmente ou durante cinco semanas seguidas (uma vez por semana), para diminuir o volume e o *frizz*.

A queratina se mantém confortavelmente no ranking dos mais benéficos tratamentos. Mas há que registrar ainda os efeitos positivos e a boa aceitação da cosmética capilar à base de albumina e de aminoácidos. Agindo diretamente na fibra do fio, a albumina reconstrói, hidrata e proporciona efeito mais liso. Pode ser usada em cabelos alisados, descoloridos, tingidos ou com mechas. Vai bem também com todo tipo de cabelo – crespos, lisos e ondulados.

Tratamentos para brilho e maciez, que transformam micromoléculas negativas do córtex capilar em positivas, e outros que prometem "iluminar" a fibra capilar pela ação de íons carecem de mais tempo de observação por parte de cabeleireiro e cliente. Quem sabe?

Secagem e alisamento | recursos poderosos para potencializar o efeito

Os novos materiais das chapinhas e pranchas são um avanço importante a se registrar. Graças a eles os resultados de escovas e alisamentos são cada vez mais bem-sucedidos, protegendo o fio de cabelo de maiores agressões e reforçando a ação desse instrumental específico. Chapinhas de cerâmica; de turmalina ionizada, que potencializa os íons negativos emitidos pela chapa; e até com multifilamento em carbono, indicado para a queratinização, talvez sejam as ferramentas do cabeleireiro que mais têm evoluído em tecnologia e formato.

Entre as pranchas, há as que emitem ondas infravermelhas, protegendo mais o fio contra a ação da chapa. Há também uma espécie de *chapaliss*, mistura de chapinha e *babyliss*, com cabo giratório, que promete alisar e cachear as mechas ao mesmo tempo.

No alisamento por luz (*photon hair*), prevalece ainda a tecnologia LED (*light emitting diode*) na faixa de 440 a 465 nanômetros (dentro dos limites estipulados por normas internacionais de segurança) e com refrigerador embutido, para reduzir os índices de emissão de calor.

Quanto aos secadores, as novidades ficam por conta de mais modelos com emissão de íons negativos, que em tese fecham a cutícula dos fios. Mas também existem opções com íons positivos, que abrem e preparam a cutícula para receber o cosmético de tratamento. Ou seja, com o mesmo secador, pode-se abrir e fechar a cutícula do fio.

Um curioso secador com difusor em forma de mão, para cabelos cacheados, e outro com gradação para climas úmido, seco e normal também se destacam no rol de novidades em secagem. Como diriam nossas avós, o que mais falta inventar?

Como o maior problema do uso do secador para profissionais e clientes ainda é o alto ruído do motor, que contribui muito para a poluição sonora dos salões, um modelo especialmente bem-vindo é um secador de fabricação italiana que usa ondas infravermelhas, pois seria mais silencioso do que os concorrentes. Tomara!

Saúde e beleza

higienização, hidratação e escova

A limpeza do cabelo e do couro cabeludo; a saúde e a juventude dos fios hidratados; o sucesso da escova, um estilo feito de vento.

Muitas vezes, o consumidor dos serviços de um salão de beleza investe em cortes e coloração para garantir um visual atraente para os seus cabelos e esquece o que é fundamental para a saúde e a beleza dos fios: a higienização frequente, a hidratação periódica e a escova certa. Esses três ingredientes valorizam a coloração e o corte. Um cabelo bem cortado e com uma cor embelezadora só faz sucesso quando os fios estão bem tratados. Cabe ao profissional educar o cliente para essa rotina de beleza, fazendo com que ele não abra mão dos cuidados básicos de manutenção.

São esses cuidados os responsáveis pela satisfação do consumidor com seu visual; com isso, fidelizam o cliente ao salão.

A melhor credencial para um salão de beleza ou para um profissional do setor é a excelência no banho dos cabelos, isto é, na higienização.

Há quem diga que a parte do salão onde é feita a higienização deveria ser usada praticamente como vitrine, em vez de ser escondida nos fundos, como é mais comum. Estranho? Nem tanto. Da mesma forma que muitos recomendam visitar o banheiro dos restaurantes para se ter referência sobre o padrão de higiene da cozinha do estabelecimento, deve-se ficar atento à qualidade do banho do cabelo em um salão de beleza antes de partir para qualquer outro procedimento. Cabeleireiro que não sabe lavar bem um cabelo é como um grande chef que não se garante ao fazer a mais simples das omeletes.

Não dá para viver sem um bom banho capilar

Um cabelo bem lavado e enxaguado é o primeiro passo para um resultado embelezador, seja do corte, da coloração ou de uma simples escova. Mas lavar o cabelo é muito mais do que molhar os fios, passar o xampu, enxaguar e esperar secar. Veja por quê.

Pensou em xampu, pensou logo em espuma, muita espuma. É comum também acreditarmos que um produto é bom pela embalagem atraente ou pela fragrância deliciosa. Mas cuidado: não é a quantidade de espuma que um produto faz que determina seu poder de limpeza. E o cheirinho agradável, se houver fragrância em demasia na fórmula, pode irritar o couro cabeludo.

Antes é preciso entender o motivo da limpeza dos fios. Lavar o cabelo por quê? Porque as glândulas sebáceas produzem um óleo natural no couro cabeludo. A mistura de sebo e suor produzidos naturalmente é chamada de manto hidrolipídico. Se não bastasse isso, o cabelo acumula vários tipos de impurezas, como células mortas descamadas, resíduos de cosméticos, a sujeira e a poluição do ar. Então, será que daria para viver sem um bom banho capilar? Definitivamente, não.

Na hora de escolher um xampu, é bom considerar dois fatores principais: o tipo de cabelo de cada pessoa – porque só a partir daí será possível definir um produto específico que cuide dos fios – e a qualidade do produto.

Qualidades de um bom xampu

Viscosidade | *antes de ser utilizado, ele deve permanecer na palma da mão, sem ser excessivamente líquido e escorregadio. Durante a limpeza, é relevante que se dilua com facilidade e se espalhe rapidamente pela cabeça.*

Espuma | *algumas vezes o produto se vende como suave, o que significa, de modo geral, que faz pouca espuma. O consumidor pode pensar que é sinal de que o xampu é de má qualidade, mas nem sempre é assim. O excesso no teor de espuma pode irritar mais o couro cabeludo. Muita espuma numa fórmula requer o uso de tensoativos em maior quantidade do que a necessária à limpeza do cabelo.*

Enxágue | *o xampu deve ser facilmente enxaguado, isto é, deve sair dos fios sem esforço.*

Fragrância | *a questão da essência no produto une o útil ao agradável. Além de proporcionar um suave perfume aos cabelos, tem a função de encobrir o eventual odor indesejável de algum componente da fórmula do produto.*

Corante | *o corante nada mais é do que um fator de atração para o consumidor. Ele mascara futuras alterações na coloração do xampu ou do condicionador.*

pH | *é a especificação usada para medir a alcalinidade ou acidez de uma solução. Existe uma escala de 0 a 17 para verificar o nível de alcalinidade. Considera-se uma solução neutra quando ela está no nível 7. O ideal é o que o xampu tenha em torno de 5 a 5,5 de pH. Assim, o produto dará brilho aos fios, facilitando na hora de pentear e diminuindo a carga estática.*

E mais: dar brilho, corpo e maleabilidade aos fios e ter baixo poder de irritação do couro cabeludo são igualmente pré-requisitos importantes na avaliação de um bom xampu.

Ainda sobre xampus...

| Entre as substâncias mais importantes na fórmula do xampu estão os detergentes. Existem vários, e podemos citar três grupos principais, cada um com suas vantagens e desvantagens. Na composição eles podem aparecer sozinhos ou associados uns aos outros. O aniônico é um excelente limpador, mas pode deixar o cabelo áspero. O não iônico deixa o cabelo maleável, mas não limpa muito. O anfótero, além de deixar o cabelo macio, não irrita os olhos, mas em compensação não é o melhor dos limpadores.

| A base dos xampus são os lauris (lauril sulfato de sódio é o mais utilizado). Os detergentes de cozinha também contam com o lauril como componente de base.

| Alguns xampus usam o sal (cloreto de sódio) como espessante. Mas é bom ficar de olho e evitar usar, porque o sal resseca e deixa resíduo nos fios.

| Os xampus têm em suas fórmulas substâncias carregadas de ânions (carga negativa). Daí o condicionador ser um complemento tão importante, já que sua formulação visa neutralizar o efeito dos agentes de limpeza por meio dos cátions (carga positiva).

| O condicionador não precisa necessariamente ser da mesma marca que o xampu. Mas se você optar pelos dois da mesma marca, o efeito prometido pelo fabricante poderá ser mais intenso.

| Os xampus do tipo dois em um podem estimular a oleosidade, deixando os fios pesados. O uso do xampu com condicionador ao mesmo tempo costuma provocar dermatite seborreica, que causa queda do cabelo.

você sabia?

Se quiser manter a cor escura dos cabelos, prefira um xampu com melanina na fórmula. Já as louras vão ter o dourado dos fios realçado se optarem por um produto que contenha extrato de camomila.

| Volta e meia surge uma novidade em matéria de receita caseira para xampus. Cuidado. De vinagre a pílula anticoncepcional, parece que vale tudo para fazer com que os cabelos fiquem mais macios e sedosos ou cresçam mais rápido. Há até quem recomende a colocação de água oxigenada dentro do xampu para clarear os fios gradualmente... Bem, como jamais houve algum estudo que comprovasse esses resultados e como o bom senso é tudo em matéria de beleza, é melhor não seguir indicações desse tipo.

A técnica que dá um banho

Há que se observar algumas questões na hora de lavar a cabeça, seja em casa ou num salão de beleza. Anote:

1 | Tipo de cabelo e escolha do xampu

O primeiro passo antes de lavar o cabelo é descobrir qual é o tipo dele: seco, oleoso, misto, alisado, colorido, frágil, tratado quimicamente... O que não falta no mercado são produtos específicos para cada caso. Por exemplo: para cabelos normais a ressecados o xampu precisa ter, em sua fórmula, pró-vitamina B5 (pantenol), lipoproteínas de ação gradual (atelocolágeno, glicosaminoglicanas, extrato de *hipnea masciformes*), queratina e detergentes suaves (lauril éter sulfato de amônio, cocoamido propil betapina). Já para cabelos grisalhos a fórmula deve conter extrato vegetal de *centaurea cianus* (antocianinas e flavonoides podem ajudar a tirar o tom amarelado do cabelo e conferir um tom cinza brilhante).

2 | Desembaraço dos fios

Uma vez escolhido o produto, é molhar o cabelo e começar a lavá-lo, certo? Errado. Pentear antes de lavar é fundamental. Desembaraça os fios e distribui melhor os resíduos de sujeira.

3 | Temperatura da água

Já reparou como o cabelo da maioria dos índios é brilhoso? Pois é. Um dos motivos deve ser o fato de eles nunca tomarem banho quente e, consequentemente, jamais lavarem o cabelo com a água na temperatura

você sabia?

Quando o vapor do banho quente embaça o espelho do banheiro, a temperatura nesse momento deve estar em torno dos 40°C. Além de fazer muito mal à pele, isso é péssimo para o cabelo. Nunca é demais lembrar: a água quente resseca os fios e o couro cabeludo. A água fria faz com que as cutículas do cabelo se contraiam, diminuindo a porosidade e contribuindo para uma aparência melhor do fio. É preciso tomar cuidado somente com os choques térmicos desnecessários, que podem prejudicar a saúde.

a que estamos acostumados nas grandes cidades. Se existe uma temperatura ideal para lavar o cabelo, ela fica em torno de 22°C, deixando a água ligeiramente morna.

4| Água farta

Tudo bem, os tempos no planeta são de escassez e economia de água. Mas que as vaidosas saibam desde já que devem reservar uma boa quantidade para o banho regular do cabelo. Um bom banho de cabeça começa com os fios e o couro cabeludo molhados com fartura.

5| Quantidade de xampu

Cabelos curtos pedem uma colher de sopa de xampu. Cabelos médios, duas colheres. Cabelos compridos, três.

6| Por onde começar e como lavar

Geralmente as pessoas começam a lavar o cabelo pela parte próxima à testa, indo em direção à nuca. O ideal é aplicar o xampu por todo o couro cabeludo e ir esfregando da nuca em direção à testa. Isso ativa a circulação. Falando em esfregar, nada de unhas! O certo é massagear, em movimentos suaves e circulares, com as pontas dos dedos. E não derrame o xampu diretamente na cabeça: o excesso do produto pode deixar um acúmulo de resíduos no local onde ele cair e acabar criando problemas no couro cabeludo.

7| Quantas vezes?

A maioria dos fabricantes de xampu recomenda que o produto seja aplicado duas vezes. Geralmente a primeira aplicação elimina as impurezas e o excesso de oleosidade que estavam sobre os fios. Repetindo a operação, você garante a limpeza do couro cabeludo. Mas se o cabelo estiver mais sujo ou oleoso do que o normal, vale aplicar até três vezes o xampu.

8| Mais água

O xampu deve ser bem retirado, usando ainda as pontas dos dedos. Nenhum resíduo do produto deve permanecer nos fios. Caso isso aconteça, eles ficarão pesados, opacos e sem vida. A melhor maneira de saber se o cabelo ficou mesmo limpo depois de lavar é deslizar os dedos pelos fios para sentir a textura. Se os dedos encontrarem resistência, a limpeza está correta. Se deslizarem com facilidade é porque há resquícios de gordura.

Quando usar o xampu de limpeza profunda ou antirresíduo?

Esse tipo de xampu, como o nome já diz, remove resíduos de outros produtos, como gel, fluido de silicone, pomadas de finalização, *gloss* e *spray*. E essa remoção é, de fato, necessária: se os resíduos desses produtos forem se acumulando nos fios, o resultado é a perda de volume e a ineficácia dos produtos de uso prolongado. É interessante usar esse tipo de produto a cada 15 dias.

Não há mal algum em lavar os cabelos todos os dias. Principalmente os oleosos. Cabelo lavado todo dia não apodrece, e o couro cabeludo não demora 48 horas para secar. São os dermatologistas que garantem.

Cutículas abertas, fios limpos. É hora do condicionador.

O advento do condicionador revolucionou definitivamente o banho do cabelo. Sua ação é decisiva para o bom resultado da higienização. Veja como: é ele que forma uma fina camada sobre a fibra do cabelo, suavizando o relevo áspero da cutícula após o uso do xampu. É o condicionador também que vai retirar a carga estática que o xampu deixou, reter a água nos fios, reequilibrar o pH e a oleosidade natural. Além de deixar o cabelo mais fácil de pentear, dá brilho e maciez aos fios. Todos os tipos de cabelo podem e devem usar condicionador.

Como usar? Após lavar o cabelo, aplique o produto no comprimento e nas pontas dos fios. Deixe agir o tempo que o fabricante recomenda. Nunca aplique no couro cabeludo, porque resíduo de creme nos fios é sinal de cabelo murcho, pesado, ensebado. Na hora de retirar o condicionador, mais uma vez a água deve ser abundante.

Quando usar o condicionador sem enxágue (*leave-in*)?

Leave-in é um creme condicionador sem enxágue, usado para condicionar, claro, e facilitar o penteado. Pessoas com cabelos oleosos não podem abusar desse tipo de creme, pois o resultado pode ser um cabelo engordurado.

O que o condicionador precisa ter na sua fórmula?

Depende do tipo de cabelo. Geralmente estão presentes umectantes e vitaminas. Saiba qual seria a melhor combinação para cada tipo de cabelo:

Cabelo ondulado ou fino ressecado | glicerina e silicone.

Cabelo seco ou danificado por processo químico | derivados de amônia.

Cabelo misto (raiz oleosa e ponta seca) | proteína do leite ou da aveia, colágeno, placenta ou queratina.

Cabelo oleoso | o melhor é evitar o uso do condicionador, ou usar o que for adequado para cabelo misto, mas só nas pontas.

Depois de lavar, um cuidado especial: enxugar. Nessa hora, leve em conta o seguinte:

| Nunca torça os fios nem os amasse.

| Nunca esfregue o couro cabeludo e o cabelo com a toalha. Esfregando, você estimula a produção de óleo. Além disso, os fios molhados ficam mais vulneráveis e essa ação só poderá danificá-los. O jeito correto é retirar o excesso de água com as mãos, de leve, e depois massagear suavemente os fios com a toalha.

O que nunca deve ser feito com o cabelo molhado:

| Prender.

| Dormir.

| Usar escova para penteá-lo; use um pente de dentes largos.

Pa

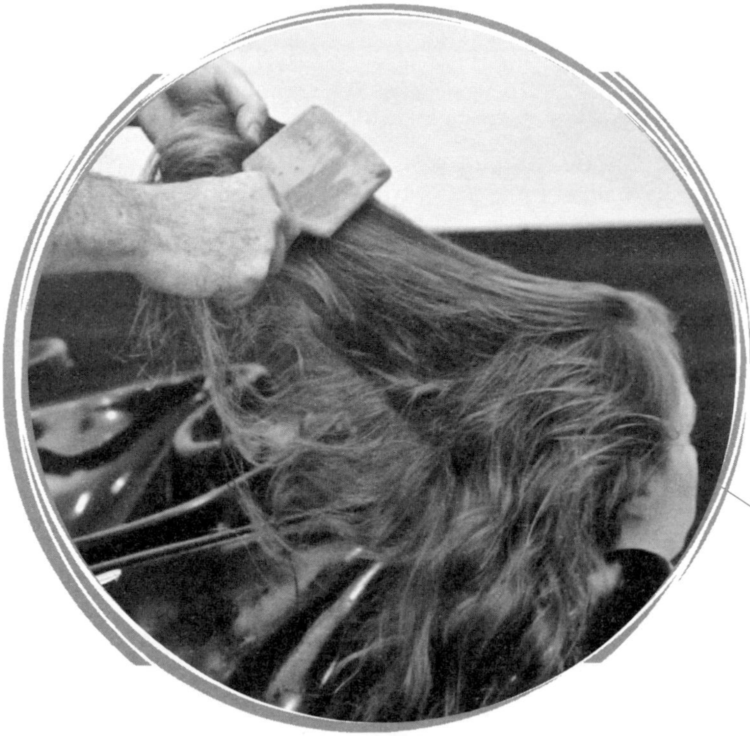

Apoie a cabeça do cliente na bacia e penteie – ou escove – o cabelo para desembaraçar os fios.

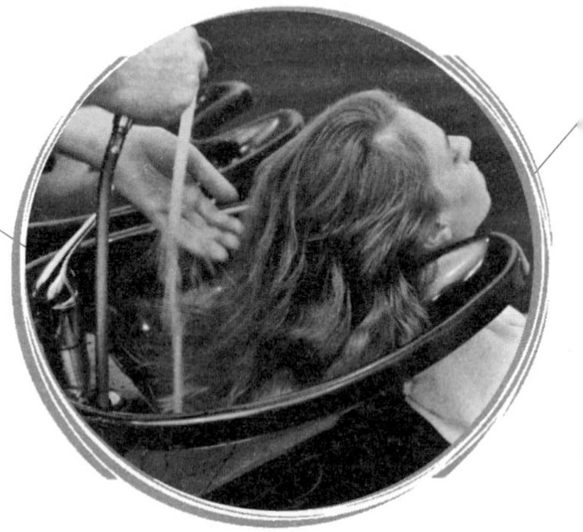

Abra a torneira e teste a água do chuveirinho até que chegue em temperatura adequada e confortável para o cliente.

o a passo da higienização

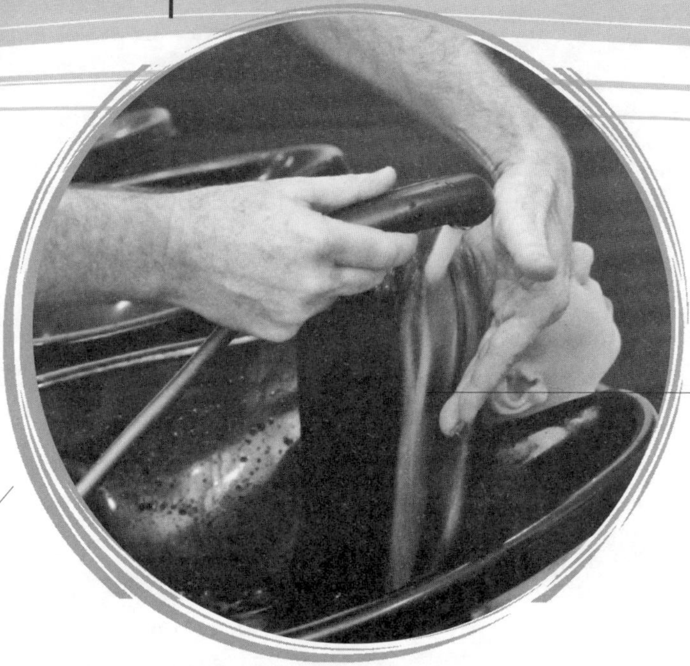

Com uma das mãos segurando o chuveirinho e a outra protegendo o rosto do cliente para evitar que a água respingue ou escorra, molhe todo o cabelo antes de passar o xampu.

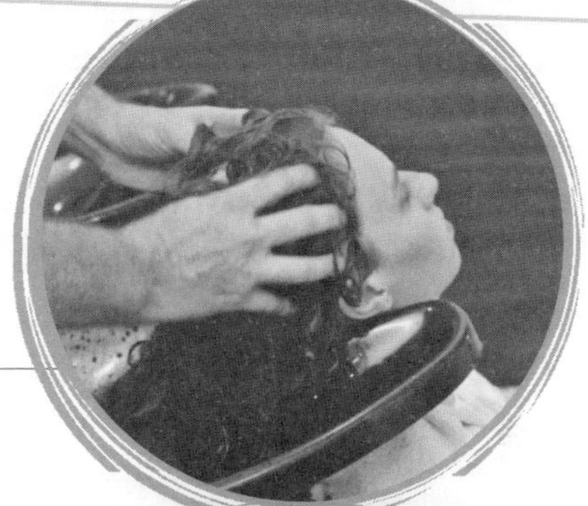

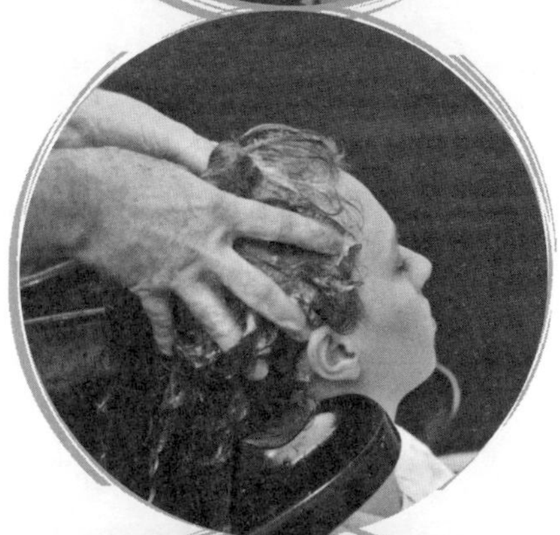

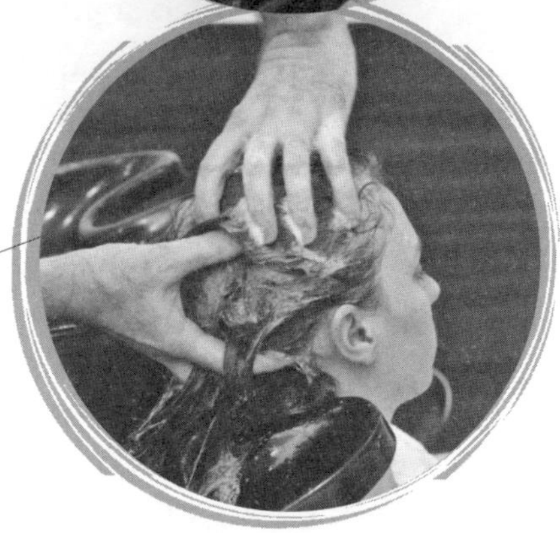

O xampu, misturado com a água, vai fazendo cada vez mais espuma. E a massagem firme do couro cabeludo com as pontas dos dedos em movimentos circulares higieniza toda a cabeça. O xampu deve ser aplicado ao menos duas vezes.

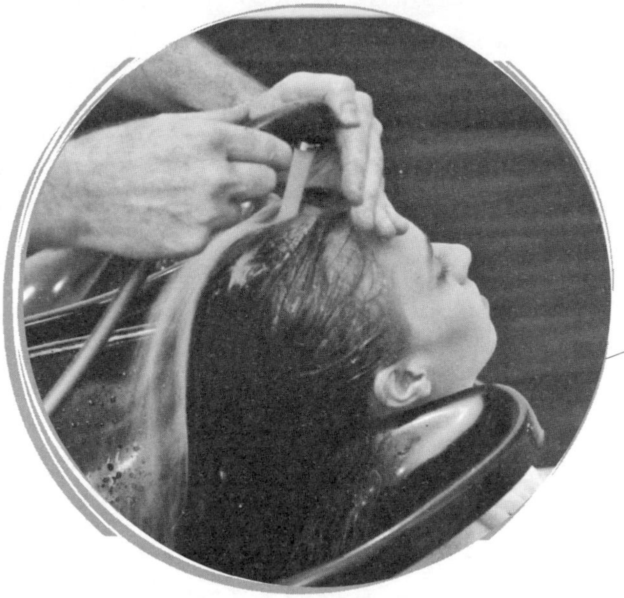

Por fim, enxágue o cabelo com água abundante.

Lavou, enxugou... secou

O advento da popular escova – secagem com secador e escova – mudou a vida da população feminina na última década de 70 e continua tendo uma imensa legião de fãs, principalmente entre as adolescentes – que literalmente não seguram a onda do cabelo com volume.

O vento da escova alisa, penteia, acalma, dá movimento. Também murcha, faz cachos e arrepia com a umidade. E, dependendo do tamanho do cabelo, não é técnica rápida. Isso no cabeleireiro. Porque em casa continua sendo um trabalhão – mesmo com revolucionárias escovas que giram sozinhas e são vendidas comicamente pela TV.

Uma boa ventania faz milagres pela beleza dos cabelos. Parece contraditório, já que o vento também resseca e danifica, mas é verdade! As mulheres que o digam. Seja qual for a idade, a escova tem seu valor no arsenal de recursos para a beleza do cabelo.

O resultado de uma boa escova depende, em grande parte, da expectativa da cliente. Tudo gira em torno do que ela quer e do que acredita ser bonito para seu cabelo.

Do ponto de vista do cabeleireiro, a técnica – sempre a técnica – salva. Para começar, é bom saber que o grande realizador do efeito é o secador. É ele que seca, a frio ou a quente, e possibilita que se penteie, enrole e dê estilo ao cabelo. É preciso conhecê-lo bem para tirar maior proveito dessa máquina de fazer vento. Para começar, é bom saber que a potência dos secadores varia de 1 mil a 2 mil watts. Uma potência elevada não significa necessariamente que o aparelho seja melhor. Quanto maior a potência, mais vento quente no jato.

Dez dicas úteis sobre secador

1 | Cabelos coloridos, descoloridos, com permanente, alisados ou naturalmente fragilizados não devem abusar do secador. Se o uso for necessário, é preciso lançar mão de produtos termoativados, principalmente os condicionadores. Quando em contato com o calor do secador, eles formam um filme que protege o fio durante a secagem.

2| É sempre melhor usar o secador em temperatura mais baixa durante um tempo maior do que utilizá-lo num período mais curto com a temperatura máxima. O uso constante de altas temperaturas, com o calor muito próximo aos fios e ao couro cabeludo, pode provocar queda de cabelo.

3| A distância recomendada entre o secador e o fio é de 10 a 15 cm. Em todo caso, quanto maior for a distância, menor será o prejuízo para os fios. Também não é bom manter o calor direto num só ponto do cabelo ou mecha. Isso superaquece e danifica o fio.

4| Cabelos oleosos e mistos (oleosos no couro cabeludo e secos nas pontas) devem evitar o uso do secador porque o calor estimula as glândulas sebáceas capilares. Os cabelos lisos também são mais sensíveis ao calor excessivo nos fios, quebrando com mais facilidade. Da mesma forma, quem tem caspa deve moderar o uso do secador. O calor é contra indicado para quem tem dermatite seborreica.

5| Secadores domésticos podem ser bonitos, leves e compactos, mas costumam ter potência baixa. Isso significa que o calor será menos intenso – o que é bom – e que a secagem vai levar muito mais tempo – o que é ruim.

6| Sempre que o calor do secador estiver muito forte para a mão, com certeza também estará para o couro cabeludo.

7| A intensidade mais forte do aparelho é indicada para secar os fios molhados. Na temperatura média, com os fios ainda úmidos, ele é indicado para modelar o cabelo. A temperatura mais baixa, quase fria, vai fixar o cabelo na forma desejada.

8| Secador e escova podem substituir a chapinha? Decididamente não. A função principal do secador é tirar a umidade dos cabelos. Isso feito, a chapinha vai finalizar o penteado, dando aos fios aspecto mais liso e uniforme.

9| É importante que o secador tenha uma espécie de protetor na entrada de ar. Ele evita que o cabelo seja sugado pelo aparelho. Se isso acontecer, os fios sairão do secador enroscados e, literalmente, fritos.

10 | Há clientes com maior sensibilidade, mas ainda assim o cabeleireiro deve respeitar os limites de cada um e não insistir com o calor excessivo sobre a raiz do cabelo. Um cliente que passa o tempo da escova reclamando que o secador está queimando, no mínimo não é bom para o negócio.

Um acessório para cada tipo de cabelo

Três acessórios auxiliam o cabeleireiro na hora da secagem com secador:

Difusor | proporciona mais volume perto da raiz, principalmente se o cabelo é longo ou ondulado. Ele distribui igualmente o ar sobre o cabelo. Há difusores de vários estilos – maiores ou menores, com dentes afastados ou unidos. Alguns são até giratórios.

Concentrador | direciona o fluxo do ar para a área do cabelo que vai ser trabalhada. É uma ponta chatinha para ser colocada no bocal do aparelho.

Atenuador | é ideal para modelar cabelos ondulados e lisos que estão ressecados. Proporciona uma saída de ar mais suave.

Secagem com secador e sem escova

Um bom cabeleireiro sabe que um cabelo secado apenas com o secador e com o auxílio dos movimentos das mãos costuma ter excelente resultado. De modo geral, quando se seca o cabelo apenas com secador, os fios ficam mais soltos, ganham mais movimento e, principalmente, aparência leve e natural – algo em que a escova convencional, vamos combinar, deixa muito a desejar. Ainda que o talento do profissional nesse momento seja decisivo, vale anotar algumas sugestões. Confira.

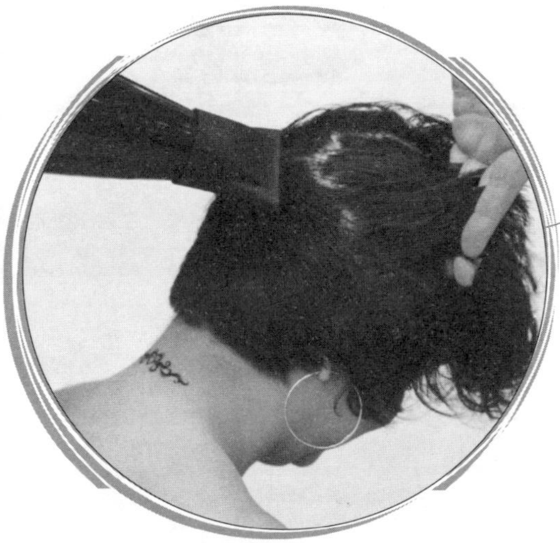

Comece a secagem pela nuca e siga jogando o cabelo para a frente. Sempre nessa direção: da parte de trás para a frente.

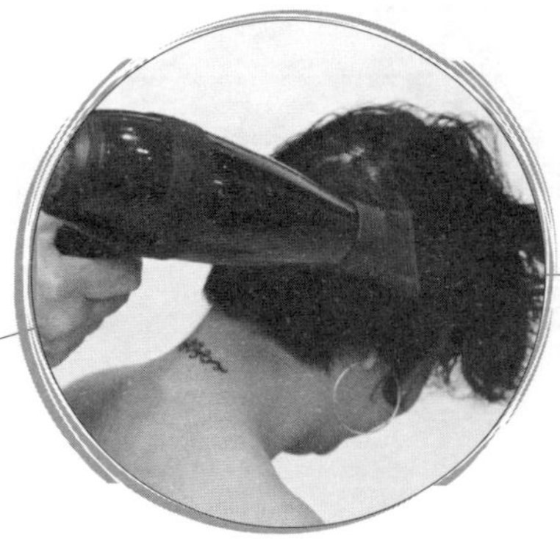

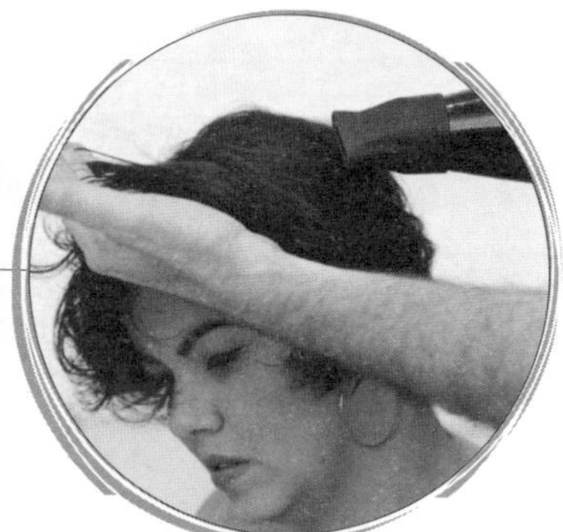

Depois seque as laterais e, por último, o topo do couro cabeludo.

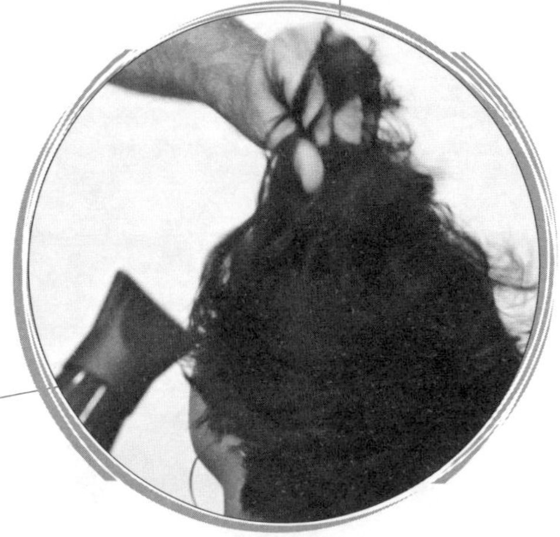

Os dedos e o secador devem ser movidos constantemente.
É isso que vai dar o efeito uniforme e o estilo natural.

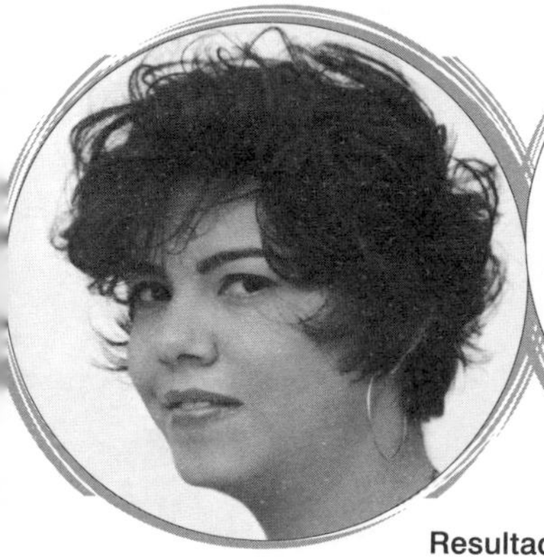

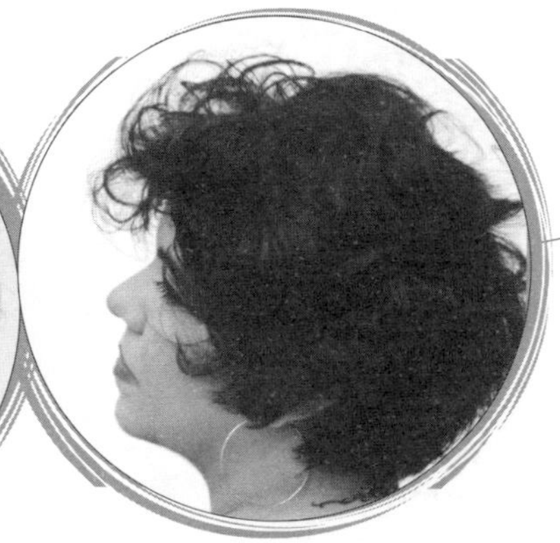

Resultado final.

Secagem com

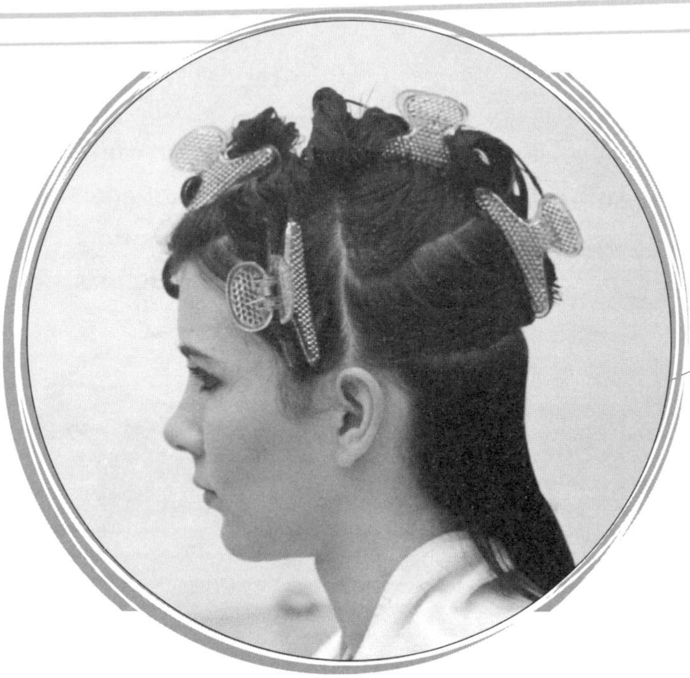

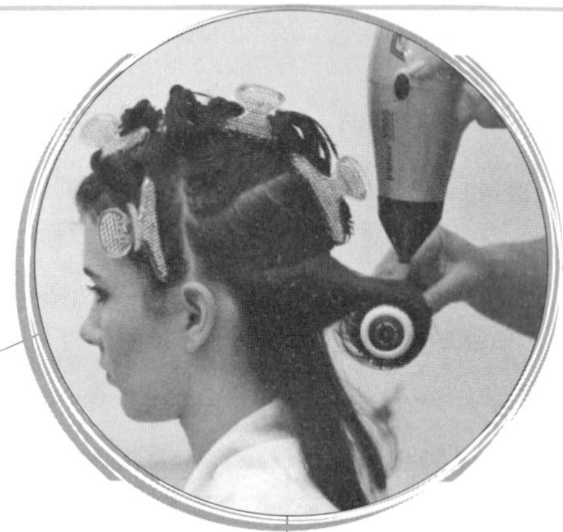

Com o cabelo dividido em mechas, a secagem começa pela parte mais próxima à nuca. O uso de uma escova com diâmetro de médio a grande vai proporcionar um cabelo mais liso.

Note que as mechas são enroladas na escova com as pontas viradas para baixo.

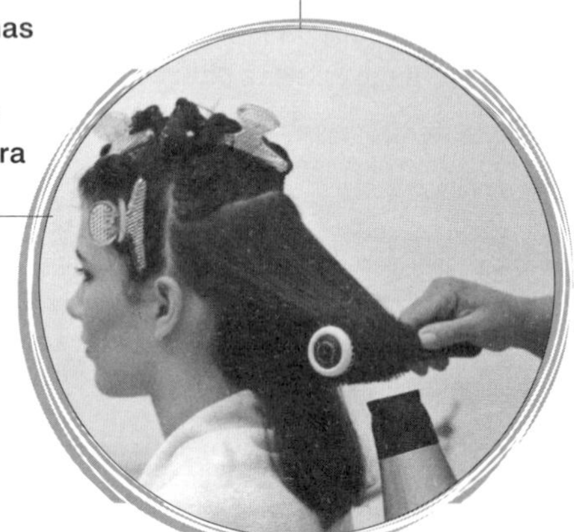

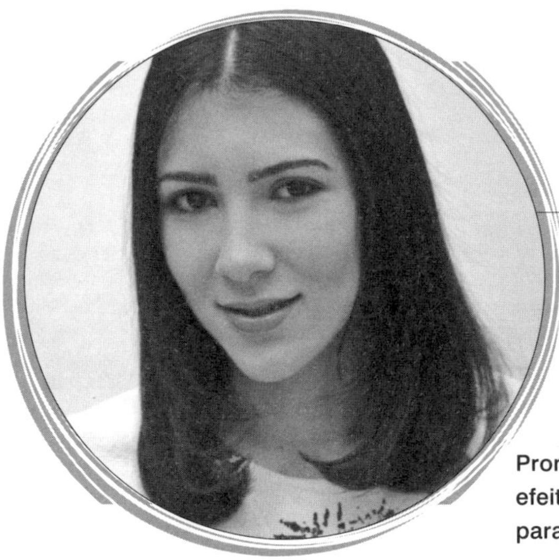

Pronto: cabelo com efeito liso e virado para dentro.

secador e com escova

Agora, a secagem para um efeito semiliso, com as pontas viradas para cima:

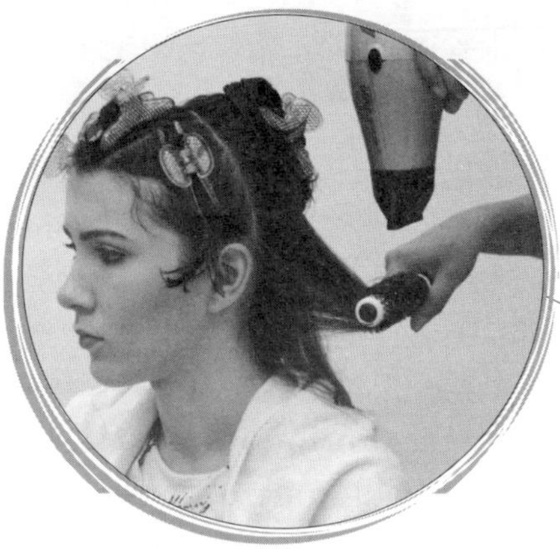

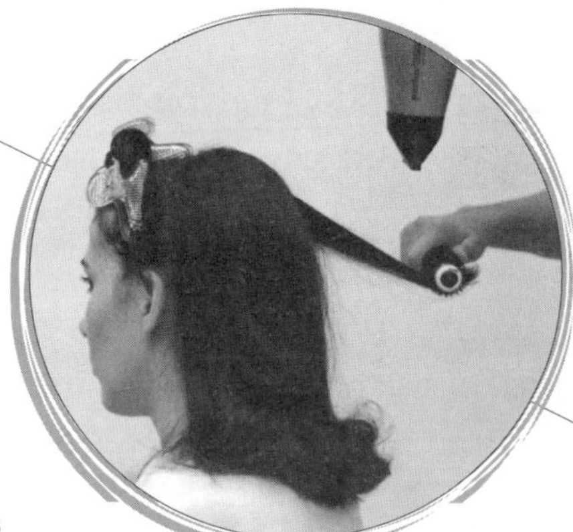

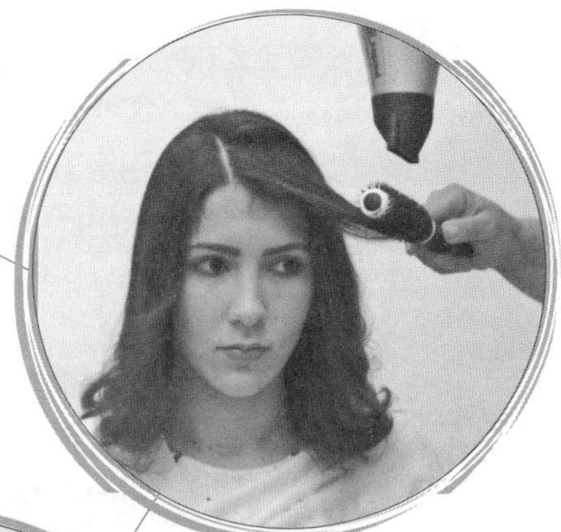

Note que a escova é de diâmetro menor e que as mechas são enroladas com as pontas viradas para cima.

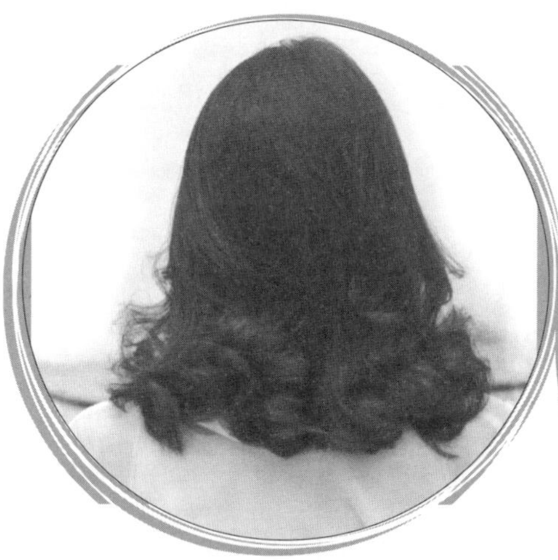

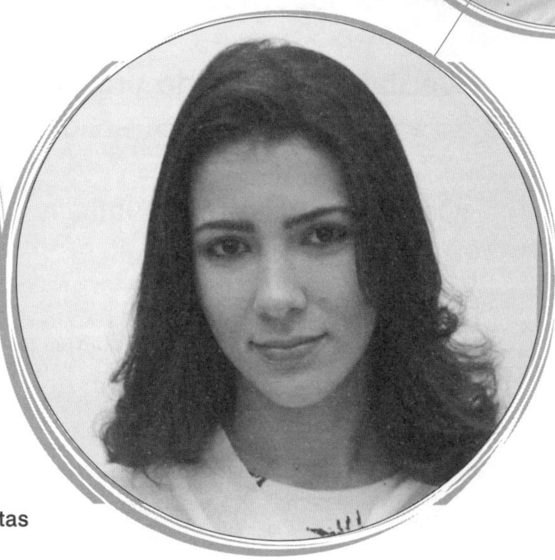

Resultado final: um cabelo mais cheio nas pontas e com movimento.

A escova – informações e cuidados

Dependendo do tamanho, do tipo de cerdas e da forma, é principalmente a escova que dá ao cabelo o efeito desejado. Assim:

Redonda | tem cerdas em todo o seu redor e o tamanho a ser usado depende do comprimento do cabelo e do efeito desejado. Em fios curtos e para dar volume, a melhor escova é a de diâmetro menor. Em fios longos e para alisar, as de diâmetro maior são mais apropriadas.

Achatada ou aplanada | tem cerdas só de um lado. É indicada para escovar e pentear os cabelos. Para usar junto com o secador, não é muito eficiente.

Ventilada | tem cerdas espaçadas ou então pequenos furinhos que permitem que o ar flua através dela. As vantagens são: dá volume e diminui o tempo de uso do secador, já que evita que o ar fique retido na escova. Por esse mesmo motivo, não é recomendada para alisar cabelos crespos.

Cerdas unidas | indicadas para cabelos crespos.

Cerdas separadas | indicadas para cabelos lisos.

Cerdas naturais, de crina ou pelos de cavalo | indicadas para cabelos lisos ou levemente ondulados.

Cerdas naturais de javali | essas cerdas exóticas prometem distribuir a oleosidade natural do cabelo.

Cerdas de plástico | indicadas para cabelos crespos, cacheados ou ondulados. Dão volume mas podem deixar um pouco de eletricidade nos fios.

Cerdas de aço inox | devem ser usadas só por profissionais, porque aquecem e alisam o cabelo. Uma desvantagem é que embaraçam os fios com facilidade.

Cerdas com bolinhas | algumas escovas de plástico têm pequenas bolinhas nas extremidades das cerdas. Além de massagear, evitam danos ao couro cabeludo.

você sabia?

As cerdas artificiais podem derreter com o calor elevado e contínuo do secador e grudar no cabelo. Se isso acontecer, infelizmente a solução será a tesoura...

E os pentes...

Pentes de dentes largos | são bons para quase todos os tipos de cabelo – crespos, cacheados, ondulados, picotados e lisos.

Pentes de dentes estreitos | para cabelos curtos ou lisos. Desembaraçam mecha por mecha e são muito úteis na aplicação de cremes.

Pentes do tipo garfo | modelam cabelos crespos e de estilo afro.

Pentes de dentes de madeira | reduzem a eletricidade dos fios.

É bom lembrar que não só os cabelos merecem um bom banho regularmente. Pentes e escovas também. Eles podem ser mergulhados numa mistura de água e amoníaco feita em casa: para cada dez partes de água, uma de amoníaco. A saúde dos cabelos agradece.

Falar em saúde do cabelo é pensar em hidratação

Para um cabelo ser viçoso, ele precisa antes de tudo ter muita saúde – saúde capilar propriamente dita e saúde do dono, que deve se alimentar bem, estar com os hormônios em dia e com o mínimo de estresse possível. Mas uma ajudazinha cosmética da indústria da beleza cai bem. Principalmente quando o cabelo precisa mais do que um brilho extra para uma ocasião especial, uma boa hidratação é a resposta.

Quem vive em grandes centros urbanos sente na pele – mais exatamente no fio do cabelo – o alto índice de agressão de agentes externos, como poluição, vento ou excesso de sol. Isso sem falar nos maus-tratos químicos provenientes de colorações, alisamentos e afins, do calor da escova e da chapinha, do cloro de piscinas e até da água do banho. Tudo isso faz mal ao cabelo, ressecando-o progressivamente e tirando dele os elementos naturais que dão viço e maleabilidade à estrutura do fio.

Com o tratamento hidratante adequado, o cabelo volta a receber os nutrientes de que precisa para crescer com vitalidade. Uma vez tratado, será preciso também protegê-lo de futuras agressões – uma espécie de pós-tratamento, com aplicação de filtros solares e outras loções e cremes sem enxágue.

A hidratação pode ter as mais variadas formas de aplicação: desde um tratamento caseiro com toalha quente e condicionador comum até um dos mais recentes banhos do gênero oferecidos por sofisticados salões de beleza. É sempre bom lembrar que, de modo geral, nada disso adiantará muito se a saúde não estiver boa. E também, claro, que não há fórmulas milagrosas: cabelo bonito e com brilho precisa de uma rotina de bons cuidados. E ponto.

Sabendo hidratar, não vai ressecar

| O fio de cabelo tem baixo teor de água e é facilmente desidratável. Quando fica exposto a qualquer tipo de agressão de efeito ressecador, suas escamas se abrem, perdendo as moléculas de água que contêm. Como o dano atinge diretamente a estrutura capilar, os cabelos ficam opacos, ressecados e quebradiços.

| Os cabelos secos são naturalmente os que mais necessitam de cuidados de hidratação. Mas outros tipos de cabelos também devem ser hidratados regularmente. O que vai variar é a frequência do tratamento. Nos cabelos normais, a hidratação deve ser feita, de preferência, de 15 em 15 dias. Nos secos, danificados ou quimicamente tratados, semanalmente.

| Escolher o produto certo pode determinar o sucesso da hidratação. Há uma grande oferta de produtos com fórmulas específicas para cada tipo de cabelo, mas o melhor e mais adequado irá direto ao X do problema.

| Procure na fórmula do *leave-in* de sua preferência as substâncias octil triazona e octil metoxi cinamat. Elas funcionam como filtro solar, protegendo os fios da ação do sol.

| A evolução da cosmética de hidratação do cabelo caminha em direção a produtos de uso tópico, de aplicação direta no fio, como se fosse uma pomada ou um finalizador. Algumas marcas internacionais já oferecem essa modalidade de tratamento.

Passo a passo da hidratação

1 | Para receber os nutrientes, o cabelo precisa estar limpo. Na hora de lavar é aconselhável usar um xampu antirresíduos, que vai limpar profundamente os fios.

2 | Antes de hidratar é preciso retirar o excesso de água, deixando o cabelo ligeiramente úmido. Passe o produto indicado para o tipo de cabelo somente no comprimento dos fios. Se aplicado no couro cabeludo, pode estimular a oleosidade.

3 | Para melhor distribuir o creme de tratamento, massageie todo o cabelo com as mãos.

4 | Com o creme devidamente espalhado por todo o cabelo, você decide: há quem prefira o uso de touca térmica, ou toalha quente e papel laminado, ou ainda o vaporizador. O importante é que o cabelo permaneça com o produto pelo tempo que o fabricante determina. Um *timer*, por favor.

5 | Passado o tempo, enxague os fios em água abundante, nem fria nem quente, retirando todo e qualquer vestígio do creme de tratamento – caso contrário, os fios podem ficar pesados e oleosos. A médio prazo, resíduos desse tipo de produto podem até vir a provocar caspa e seborreia no couro cabeludo.

6 | Não é necessário lavar novamente com xampu e condicionador.

Touca quente e água fria, uma péssima combinação

Na aparência, o vaporizador é uma espécie de secador de pé. Só que, em vez de apenas liberar ar quente, ele gera uma fumaça branca que é o vapor de ozônio. É excelente para a assepsia do bulbo capilar e nutre os cabelos, devolvendo aos fios a umidade perdida. O vapor também ajuda as substâncias do creme a penetrar mais facilmente no cabelo.

O uso da touca térmica é polêmico entre dermatologistas e cabeleireiros. A maioria deles é contra. O motivo é que os fios são esquentados na touca; os cabelos, por isso, já começariam sofrendo uma agressão e se fragilizariam. Depois, na hora do enxágue, se for utilizada água fria – o que é muito comum em salões de beleza –, acontece quase um choque térmico.

De maneira geral, esquentar e esfriar abruptamente a cabeça faz mal ao couro cabeludo e à saúde. Essa constatação tem feito com que muitos cabeleireiros venham desistindo da famosa ducha de água fria ao fim do banho do cabelo para dar brilho aos fios. Não será o choque térmico que fechará as escamas do fio. E, mesmo que fosse um recurso eficaz, por certo não valeria a pena diante do risco de um resfriado ou até de uma pneumonia.

E mais: o dano causado pelo calor seco da touca é do tipo que deixa os cabelos arrepiados e com aspecto de danificados. Se a intenção é abafar o cabelo no momento da hidratação, o melhor é recorrer a uma toalha úmida. Se o cabelo tiver que ser aquecido, o mais indicado é o vaporizador.

Quando o assunto é hidratação, fuja também das receitas caseiras!

Ovo, iogurte, mel, babosa, frutas... Vale tudo em busca de uma fórmula eficaz e baratinha de tratamento capilar. Mas quem já tentou sabe que receitas caseiras de máscaras de hidratação fazem uma grande sujeira no banheiro e dificilmente dão o resultado esperado. Sem falar que podem provocar reações alérgicas aos mais sensíveis. Num salão de beleza, as chances de sucesso são mais altas. Os produtos são de uso profissional e a orientação é de um especialista no assunto. E ainda há a vantagem de poder contar com o vaporizador, fundamental para uma hidratação mais profunda. Quem deseja fazer máscaras caseiras à base de frutas e iogurte, por exemplo, deve pensar duas vezes. Certamente terá mais efeito sobre a beleza do cabelo ingerir as mesmas frutas e o iogurte do que espalhá-los sobre o cabelo.

Pontas, sempre as pontas

O primeiro sinal do aspecto quebradiço do cabelo e que faz dele um candidato em potencial à hidratação são elas: as pontas duplas. Onde foi que você errou? Primeiro, não protegeu o cabelo das agressões ressecadoras – sol, secador em excesso ou cloro, por exemplo. Depois, pode ter deixado o cabelo comprido demais. Nos fios mais longos, o caminho que o lubrificante natural produzido pelo couro cabeludo tem de fazer até chegar às pontas é bem maior. Quando ele não consegue chegar até a extremidade, as pontas ficam enfraquecidas e vulneráveis à ação dos agentes externos.

E atenção: cabelos finos ou tingidos têm maior tendência a apresentar pontas duplas. Nesses casos, a solução mais radical é mesmo a tesoura. Só um bom corte elimina as pontas danificadas. A menos radical seria atenuar a má aparência dos fios com um fluido à base de silicone, que sela as pontas partidas. É apenas um paliativo, pois o produto não trata o cabelo e é eliminado quando ele é lavado.

Quando o dano atinge as camadas mais profundas da estrutura do fio de cabelo, entram em cena os cremes reconstrutores. A maior parte deles contém queratina na fórmula, essencial para refazer a fibra capilar. Eles agem penetrando no córtex, medula e cutículas e preenchem os vazios da fibra, uniformizando a estrutura. Uma espécie de operação tapa-buraco. Podem ser encontrados em forma de máscaras capilares ou cremes sem enxágue.

Substâncias que fazem bem ao cabelo

As substâncias hidratantes estão na composição química da maioria dos produtos para a beleza do cabelo. As mais utilizadas são:

Queratina | *faz parte da estrutura do fio.*

Silicone | *forma um filme protetor em volta do cabelo para ajudá-lo a reter a umidade natural.*

Aminoácidos de seda | *conferem mais brilho e maciez ao fio.*

Proteínas do trigo, leite e jojoba | *nutrem e dão vitalidade.*

Lipossomas | *contêm nutrientes que dão maciez e volume aos cabelos.*

Ceramidas | *ajudam a reter a umidade no interior do fio.*

Pantenol ou pró-vitamina B-5 | *regula a lubrificação natural do cabelo e dá mais força ao bulbo capilar.*

Dieta para um cabelo saudável e com brilho

Muito se fala dos agentes externos de ressecamento do cabelo, e se esquece da pior agressão interna: a má alimentação. A falta ou o excesso de um nutriente pode determinar a qualidade dos fios, a começar pela sua estrutura interna. Portanto, não se deve deixar de ingerir:

| Frutas, especialmente as cítricas, como limão, laranja, caju e acerola
| Fibras
| Verduras, principalmente as de cor escura, como couve e brócolis
| Leite, ovos e carne, que são ricos em proteínas
| Fígado e gema de ovo
| Tomate, morango, pimentão
| Água em abundância

Para quem ainda prefere o risco da solução rápida

Para quem não gosta mesmo de ir a salão de beleza, acha que fazer tratamento de cabelo é perda de tempo e abomina dietas saudáveis, há um último recurso: as cápsulas de nutrientes indicadas por um dermatologista. São conhecidas como *pill food* (comida em pílula). Quer dizer, tudo o que se deveria comer – e não se come – vai ali, em pílulas. Só para lembrar: não é o mesmo que o alimento natural, não. Na fórmula dessas cápsulas estão os aminoácidos e vitaminas que são utilizados pelos cabelos como matéria-prima.

Cosméticos: uma infinidade de componentes, cada um com sua função

Cosméticos para os cabelos contêm diferentes substâncias em suas fórmulas. E cada substância tem uma função específica. A vitamina E, o pantenol e a queratina, por exemplo, visam à hidratação do fio. E existem muitas outras. Uma dica para avaliar a qualidade é contar a quantidade de componentes da fórmula. O ideal é que tenha até 12 substâncias. Se ultrapassar esse número, o produto pode, em tese, causar alguma reação indesejável.

Mas que componentes são esses? A lista pode ser encontrada no verso das embalagens de xampus, condicionadores e cremes de tratamento, cada um com a sua função. Conheça algumas propriedades dos componentes mais utilizados:

Acetamida mea | *umectante e hidratante.*

Ácido cítrico | *corretor de pH.*

Ácido esteárico | *emulsionante.*

Ácido fosfórico | *condutor de pH.*

Água desmineralizada | hidratante.
Álcool cetílico | doador de consistência.
Álcool cetoestearílico | espessante e doador de consistência.
Álcool de lanolina acetilado | espalhabilidade.
Álcool oleico etoxilado | emulsionante.
Amido de coco | estabilizador de espuma.
Amodimeticone | ajuda a condicionar cabelos danificados, gerando penteabilidade a úmido e a seco, além do toque suave. O filme formado no cabelo gera brilho intenso, protegendo-o das agressões naturais.
BHT | antioxidante.
Carbômero | responsável pela consistência em gel.
Ceramidas vegetais (lipídios) | princípios ativos tirados do girassol, composto principalmente por alfa-hidroxiceramidas semelhantes às ceramidas existentes na estrutura dos fios dos cabelos. Têm a função de fechar as escamas abertas dos fios, deixando o cabelo com mais brilho e prevenindo as pontas duplas.
Ciclometicone | além de produzir os efeitos descritos acima, funciona como veículo de princípios ativos.
Ciclometicone + dimeticonol | formadores de filme, diminuem a repulsão eletrostática no cabelo causada por vento, tinturas, alisantes etc., reconstituindo fio por fio e dando brilho e maciez aos cabelos.
Cloreto de cetil trimetil amônio | condicionamento e maciez.
Dimethicone copolyol | silicone formador de filme que reconstitui fio por fio, dando brilho e maciez aos cabelos.
Edta | conservante.
Estearato de octila | emoliente.
Éster de ácido graxo com poliol | emoliente.
Extrato de aloe vera | torna os cabelos mais sedosos, fortes, brilhantes e maleáveis. É hidratante e regenerador da fibra capilar.
Extrato de castanha-do-pará | rico em proteínas, aminoácidos e vitaminas, proporciona hidratação e maciez, revitaliza e condiciona o cabelo.
Extrato de cupuaçu | rico em proteínas e sais minerais, proporciona hidratação e condiciona o cabelo.
Fenacetina | estabilizante de peróxido de hidrogênio.
Filtro solar | tem efeitos benéficos, como absorção de raios UV-B, e elevada capacidade condicionante; melhora a penteabilidade, preserva a textura do fio, forma um filtro protetor solar mesmo após o enxágue, evita a descoloração do fio e proporciona mais resistência e brilho.
Fosfato de ceto estearila | espessante.

Fragrância | substância responsável pelo aroma do produto.
Glicerina | umectante e hidratante.
Goma guar quartenizada | agente condicionante.
Heptonato de sódio | conservante.
Hexadecanol | espessante.
Hidrolizado proteico | proporciona brilho e maciez aos cabelos, além de condicionamento e volume. Por ser nutritivo e hidratante, devolve a saúde aos fios, deixando-os maleáveis e protegidos de agressões externas.
Hidróxido de amônia | corretor de pH.
Imidazolidinil ureia | conservante.
Isotiasolinonas | conservante.
Lanolina etoxilada | substância hidratante e emoliente.
Lauril éter sulfato de amônio | tensoativo.
Lauril éter sulfato de sódio | tensoativo.
Metil parabeno | conservante.
Metossulfato de berrenil trimônio | cera condicionante que dá uma sensação de maciez, promovendo efeito desembaraçante sobre os cabelos, além de deixá-los macios e brilhantes. Oferece ótimos resultados em cabelos difíceis de pentear e danificados naturalmente.
Metoxicinamato | importante filtro solar com barreira de proteção para raios UV-B.
Miristato de isopropila | emoliente.
Mistura de fenoxietanol e parabenos | conservante.
Monoestearato de glicerila | doador de consistência.
Óleo de girassol | extraído do fruto, prensado a frio e plenamente refinado, tem elevado poder nutritivo.
Óleo de macadâmia | facilmente absorvido pela pele, tem especial utilidade para os cabelos ressecados e sem brilho, lubrificando o fio e mantendo-o hidratado. Contém grande quantidade de ácido palmitoteico (substância responsável pelo brilho e maciez).
Óleo mineral | emoliente, proporciona maciez e condicionamento.
Pantenol ou pró-vitamina B5 | rapidamente transformado nas células em ácido pantotenoico (vitamina B5), uma vitamina do complexo B presente em todas as células vivas do organismo. Hidratante de penetração rápida e profunda, estimula a proliferação das células produtoras de colágeno. Promove a queratinização normal, dá flexibilidade ao cabelo, tornando-o menos quebradiço, e reduz a formação de pontas partidas. Condiciona sem efeito cumulativo sobre os fios e tem ação antisseborreica. Controla os fios rebeldes, torna o cabelo mais fácil de pentear, acelera o crescimento do fio, deixando-o mais forte e espesso, e penetra na raiz e nos fios, formando uma camada elástica por dentro e por fora.
Parabenos | conservante.

você sabia?

A substância chamada pantenol surgiu na Segunda Guerra Mundial. Na época, os cientistas descobriram um análogo da vitamina B5 (pantenol); essa substância foi aplicada sobre a pele das vítimas de queimaduras. Observou-se então seu forte efeito cicatrizante! Em 1947, mais exatamente, descobriram que esse mesmo componente podia proteger a estrutura capilar. A partir daí surgiram os produtos com pantenol em suas fórmulas.

Perolizante | permite que o produto fique com aparência perolizada.

Peróxido de hidrogênio | agente neutralizante.

Poliquartênio | formador de filme e agente condicionante.

Propilenoglicol | umectante.

Propilparabeno | conservante.

Proteína do trigo | tem ação fortemente hidratante e revitalizante, além de alto poder condicionante. É um restaurador capilar e doador de brilho. Deixa os fios mais macios.

Queratina | proteína existente no tecido cutâneo e capilar. Quando presente nos cosméticos, sua fixação nos tecidos é elevada, mantendo-se depositada mesmo após o enxágue. Repara danos da cutícula, fornecendo aminoácidos e auxiliando na hidratação. Auxilia também a restauração das regiões onde houve rompimento da cadeia peptídica (causada por agentes agressores, como alisantes e tinturas). Penetra facilmente na cutícula dos cabelos, proporcionando-lhes brilho, restauração, hidratação e condicionamento.

Tioglicolato de amônia | alisa e relaxa os cabelos.

Trietalonamida | corretor de pH e emulsionante.

Vaselina sólida | emoliente, protege o couro cabeludo e os fios.

Vitamina A | favorece a manutenção dos tecidos, regula a queratinização, auxilia no crescimento dos cabelos e evita o endurecimento dos folículos capilares.

Vitamina E | sob a denominação química de tocoferol, a vitamina E, além de nutrir e dar condicionamento ao cabelo, é antioxidante (antirradicais livres) e importante auxiliar na respiração do tecido capilar.

Alisamentos e permanentes

um sonho para clientes e prova de fogo para o cabeleireiro

Vantagens e desvantagens de alisamentos e permanentes; escolha dos produtos e instrumental adequados; técnicas de aplicação e recomendações de segurança.

Se o cabelo é a moldura do rosto, mulheres passam um bom tempo de sua vida decidindo como será essa moldura. Mulheres só, não – grande parte dos homens também. E se o estilo é decidido no desenho do corte, a textura dessa moldura é, por sua vez, uma questão crucial. E aí entram em campo os alisamentos, enrolamentos e permanentes.

O dicionário define o permanente como sendo a ondulação artificial e temporária do cabelo. E alisamento como o ato de tornar liso, desencrespar o cabelo. Mas qual escolher?

Tanto os produtos para alisamento quanto para permanente são fabricados à base de ácido tioglicólico, uma substância derivada do ácido glicólico, líquida, de odor intenso e desagradável, que abre as cutículas do cabelo e altera a estrutura do fio. A diferença entre um e outro é o modo de aplicar. No alisamento, o pente estica os fios. No permanente, os rolinhos ondulam.

Alisamento, o popular

A maior parte da clientela dos cabeleireiros hoje, no Brasil, não está muito interessada em permanentes, por mais que se diga que este será o ano do cabelo cacheado ou qualquer outra tola previsão do gênero. Cabelo liso, para a maioria das mulheres de cabelo com muito volume, é uma bênção divina, e vale tudo para obter esse resultado – mesmo que ele dure somente alguns meses e exija, vez por outra, um saco plástico na cabeça para proteger os fios da umidade. Cabelo lisinho, ao que parece, justifica todas as loucuras. Até recorrer a métodos radicais e duvidosos. Mas ninguém parece se importar com as consequências. Nem a maioria dos cabeleireiros, nem a clientela.

Desde que o alisamento dito japonês chegou ao Brasil, em 2002, espalhou-se por todo o país uma febre de cabelos mais do que lisos – superlisos. O sonho de muitas gerações, em uma nação miscigenada como a nossa, estava finalmente se materializando. Adeus cabelos cheios, crespos e com volume... Alô cabelos lisinhos, sem volume e impecáveis!

O que as escovas tradicionais proporcionavam por poucas horas – às vezes por minutos, dependendo de uma eventual chuva ou da umidade do ar –, o alisamento japonês e todas as variações do método que vieram em seguida (e parece que continuarão vindo durante um bom tempo) garantiam definitivamente. Não importava, no princípio, que a agressão do método deixasse o cabelo sem vida e murcho. Estava bem liso? Então estava ótimo, pareciam dizer as clientes que se arriscaram testando a novidade.

Uma lição para ser aprendida por todos: os clientes não devem realizar procedimentos polêmicos e ainda pouco testados sem o aval de um profissional de confiança; e os cabeleireiros, por sua vez, jamais devem abrir mão da ética em nome de um efêmero sucesso comercial.

O risco era real, e meses depois era possível ver o efeito do alisamento japonês nos cabelos das brasileiras: muitas sofreram com a queda, com o ressecamento e, principalmente, com a mudança na estrutura do fio, por causa da presença de formol nas fórmulas dos produtos.

Enquanto isso, as escovas evoluíam. Um ano e meio após a descoberta do alisamento japonês, o mercado assimilara a novidade e começava a desenvolver procedimentos mais seguros. Nesse momento, vendia mais o alisamento mais cosmético, menos nocivo à saúde e ao fio do cabelo. E os nomes iam mudando para seduzir as consumidoras.

Assim como as mechas ganharam denominações diferentes nas últimas décadas para atrair a consumidora de coloração, o alisamento oferece atualmente um cardápio de denominações variadíssimo. Há incautas que acreditam estar fazendo com a chamada defrisagem algo muito diferente do bom e velho alisamento. Mas não estão, não. O que muda é o grau e a intensidade, ou seja, a concentração do produto químico e seu tempo de ação. O processo, porém, é o mesmo.

E que processo é esse? Bem, é semelhante ao do permanente, só que no alisamento se estica o fio, ao invés de enrolá-lo. Os primeiros cremes alisantes que chegaram ao mercado eram feitos à base de soda cáustica. Hoje, a composição agride menos o fio; geralmente é produzida com hidróxido de cálcio ou sódio.

Dentro do espírito de nomes diferentes para a mesma técnica, a escova que alisa também pode ser chamada de recondicionamento térmico ou escova definitiva. Dá no mesmo. Todas prometem alisamento temporário – o retoque deve ser feito a cada seis meses, mas tudo depende do crescimento do fio e de como a raiz vai aparecer. E todas, também, utilizam dois métodos convencionais: o químico e o térmico.

O processo químico, à base de tioglicolato, abre a cutícula do cabelo. Já o calor destrói as pontes de hidrogênio e enxofre que dão o aspecto encaracolado ao cabelo. Os dois métodos associados apresentam, em tese, menos riscos do que se fossem utilizados separadamente. Dependendo do comprimento do fio, um tratamento pode durar até oito horas. Em cabelos virgens, geralmente é preciso fazer mais de uma aplicação, com intervalo de 15 dias entre uma e outra, porque pode restar alguma ondulação. Nos cabelos que já passaram por intervenções químicas, basta uma aplicação.

O efeito do fio esticado acontece porque a queratina foi rearranjada e ficou espalhada por igual ao redor do fio de cabelo. E é a queratina que determina o tipo de cabelo. Quanto mais uniforme ela estiver no fio, mais liso o cabelo será. Nos cabelos orientais, essa distribuição é uniforme, dando o aspecto de escorrido. Por isso o nome inicial de alisamento japonês, além do fato de essa tecnologia ter se originado no Japão.

você sabia?

Na maioria das técnicas, a queratina dos fios é redistribuída com a aplicação de produtos à base de tioglicolato de amônia, em concentração baixa e pH 9. As proteínas da fibra capilar são rearrumadas com o auxílio de uma prancha ou chapinha, numa temperatura que pode variar de 180° a 200°C. Essa chapinha é especial. Ela deve ter uma potência superior a 175 watts.

Iguais, porém diferentes

Escova progressiva | composta por 0,2% de formol, queratina hidrolisada e emolientes, é um alisamento temporário: seu efeito dura, em média, de um a três meses, dependendo do tipo de cabelo. A técnica usa uma química mais leve do que as convencionais (japonesa e definitiva) e permite diminuir o volume, alongar os cachos ou alisar completamente. Não se deve lavar os cabelos durante três dias após a aplicação do produto. O alisamento pode ser feito em cabelos cacheados ou volumosos.

Escova inteligente | alisa e trata os cabelos ao mesmo tempo, com a promessa de deixá-los macios e brilhantes. Pode-se lavar os cabelos no mesmo dia, o que é uma vantagem. Cabelos que são ondulados ficam lisos e cabelos cacheados ficam ondulados: essa escova não alisa completamente os fios. É preciso prestar atenção à composição de 0,2% de formaldeído e de paraformaldeído, e mais um percentual mínimo de tioglicolato, que varia de cabeleireiro para cabeleireiro, de fabricante para fabricante.

Escova marroquina | composta por argila branca e 0,2% de formol (menos que a escova progressiva), melhora a textura sem alisar completamente. A porcentagem baixa de formol apenas conserva os agentes hidratantes e emolientes da fórmula. O cabelo pode ser lavado no dia seguinte, e o efeito dura em média de três a cinco meses nos fios. A escova marroquina também pode ser aplicada em cima de outro produto químico que o cabelo já tenha utilizado. Ela é especialmente indicada para cabelos que estão sem vida e sem brilho.

Escova progressiva sem formol | marcas como L'Oréal, Wella, Niasi, Schwarzkopf e Avon têm em seus catálogos produtos para esse tipo de alisamento. Ele funciona à base de tioglicolato de amônia e é indicado para quem tem cabelos volumosos, indisciplinados, frisados, ondulados e cacheados. O alisamento dura cerca de quatro meses, dependendo do tipo de cabelo.

Escova de chocolate | composta por theobromina, queratina líquida, proteína da seda, extrato de cacau e cafeína, substâncias ricas em ácidos graxos que proporcionam hidratação profunda dos cabelos, é recomendada para aqueles levemente ondulados, deixando os cachos com menos volume. O procedimento leva cerca de duas horas e dura em torno de dois meses.

Escova definitiva ou recondicionamento térmico | outros nomes do alisamento japonês. Esses alisamentos são indicados para cabelos já lisos mas que possuem certa ondulação ou volume. O efeito dura de quatro a seis meses e só pode ser repetido após esse período. Além de alisar, a escova – dizem – também hidrata, graças à queratina. Ao contrário de outros tipos de alisamento mais amenos, o cabelo com alisamento japonês mantém o aspecto liso mesmo no banho, na praia ou na chuva.

Escova alemã ou francesa | alisamento sutil que diminui o volume. As ondas ficam soltas e com aparência natural. A escova é à base de tioglicolato de amônia. A diferença entre as duas é a concentração de queratina e de extratos naturais. A francesa teria maior concentração. O efeito delas dura quatro meses, em média.

Escova orgânica ou defrisagem | o princípio ativo é o hidróxido de cálcio; indicada para cabelos arrepiados e com volume.

você sabia?

A recomendação para ficar em média três dias sem lavar os cabelos depois do alisamento – e não prendê-los ou submetê-los a qualquer tipo de força – é para que o neutralizante aja com eficácia e também para que os fios recuperem sua oleosidade natural.

Alisamento por luz ou Photon hair | técnica que utiliza um bastão de luz fotônica para intensificar a absorção, pelo cabelo, do cosmético alisante, no caso o tioglicolato de amônia, dispensando assim químicas mais fortes. A luz fotônica é irradiada pelo bastão por meio da tecnologia LED (*light emitting diode*), na faixa espectral de até 465 nanômetros.

Nos cuidados pós-alisamento, devem ser evitados produtos que tenham aminoácidos de seda e ciclometiconedimeticonol, porque eles ativam o aspecto ondulado do cabelo. Xampus à base de sal também devem ser evitados porque ressecam o fio. É bom lembrar que o cabelo vai necessitar de hidratações constantes.

Alisamento tradicional | indicado para cabelos bem crespos. Formulado à base de hidróxido de guanidina, mais fraco que o tioglicolato. Mas a quantidade de guanidina deve ser pequena, porque cabelos crespos não suportam grandes concentrações desse produto, por serem mais fracos. As concentrações dos componentes da fórmula são diferentes, o que exige cuidado extra do cabeleireiro ao aplicar o produto.

Pode ou não pode?

A Agência Nacional de Vigilância Sanitária (Anvisa), órgão do Ministério da Saúde responsável pelo controle sanitário da produção e da comercialização de produtos e serviços – inclusive os relacionados a salões de beleza –, não registra alisantes capilares que tenham o formol como base em sua fórmula, inclusive a escova progressiva, porque, nas concentrações permitidas pela Agência, o formol não tem função alisante.

O prejuízo causado pelo formol quando aplicado indevidamente é proporcional à concentração e à frequência do uso, e se dá pela inalação dos gases e pelo contato com a pele. É perigoso tanto para profissionais que aplicam o produto quanto para usuários.

Os métodos de alisamento, não importa o nome da escova, não são registrados pela Anvisa, pois o formol é considerado cancerígeno pela Organização Mundial da Saúde (OMS). Quando absorvido pelo organismo por inalação e, principalmente, pela exposição prolongada, apresenta como risco o aparecimento de câncer na boca, nas narinas, no pulmão, no sangue e na cabeça.

Outros riscos do uso de formol

| Em contato com a pele, é tóxico. Causa irritação, vermelhidão, dor e queimaduras.

| Em contato com os olhos, provoca irritação, vermelhidão, dor, lacrimação e visão embaçada. Altas concentrações causam danos irreversíveis.

| Quando inalado, pode causar dor de garganta, tosse, irritação no nariz, diminuição da frequência respiratória, ferimentos graves nas vias respiratórias, levando até ao edema pulmonar e à pneumonia. Em casos muito mais graves, pode provocar câncer no aparelho respiratório. A inalação de formol em altas concentrações é fatal.

| A frequente ou prolongada exposição pode causar hipersensibilidade, levando a dermatites. O contato repetido ou prolongado pode causar reação alérgica, debilitação da visão e aumento do fígado.

| No caso da escova progressiva, dependendo da concentração, o formol pode ainda provocar a queda dos cabelos.

Antes de se decidir pelo alisamento, verifique no salão qual produto está sendo utilizado. Só aceite se for à base de um dos componentes autorizados pela Anvisa.

Mas nem tudo é proibido. Existem substâncias cuja utilização em alisamentos capilares é autorizada pela Anvisa. Entre elas estão o tioglicolato de amônia, hidróxido de sódio, hidróxido de potássio, hidróxido de cálcio, hidróxido de lítio e o carbonato de guanidina.

Resumindo: não existem escovas com quantidade de formol permitida pela Anvisa. O uso desse produto na função alisante é proibido em qualquer quantidade. A substância só tem uso permitido em cosméticos nas funções de conservante (limite máximo: 0,2%) e de agente endurecedor de unhas (limite máximo: 5%). Todos os produtos registrados pela Anvisa que apresentam formol em sua composição têm as concentrações da substância dentro dos limites previstos na legislação. Quando o produto não é registrado, significa que a composição não foi avaliada – o que pode representar sérios riscos à saúde de quem o usa.

Ainda sobre alisamento

Alisar é proibido...

... para cabelos quimicamente tratados. Para o alisamento, os fios devem estar saudáveis e hidratados.
... para cabelos finos e rebeldes.
... para quem usa hena. As químicas são incompatíveis.

Henê resiste

O henê é um produto pioneiro em alisamento, principalmente para os cabelos negros, também conhecidos como afro. Barato e à base de hena, ele age como se estivesse engessando os fios. A grande desvantagem é o ressecamento e a falta de movimento.

Sujo e seguro

Não se deve lavar o cabelo antes do alisamento. Assim, os fios ficam naturalmente lubrificados e sofrem menos com a agressão química.

Primeiro alisa, depois enrola. Primeiro enrola, depois alisa

Se um alisamento foi feito, o cliente se arrependeu e quer fazer um permanente, o jeito é esperar. Não se pode fazer permanente em cima de um alisamento e vice-versa. O cabelo já teve sua estrutura modificada e não pode passar por outro processo químico em seguida. Só quando novos fios nascerem e os agredidos forem eliminados com cortes é que outro procedimento do gênero pode ser feito.

Cuidados com a escova

Pode-se fazer escova e até chapinha em cabelos alisados. Mas é bom recorrer à experiência de um profissional e usar produtos termoativados (que hidratam e protegem o fio em contato com o calor do secador e da chapinha).

Mechas, só depois

Se for realmente necessário, deixe para fazer descoloração e mechas depois do alisamento – ou do permanente. Motivo: o produto químico utilizado nessas técnicas reage de modo diferente no cabelo tingido e no natural, e o resultado é bastante arriscado. Para saber se o cabelo pode ser colorido ou descolorido depois do alisamento ou do permanente, basta fazer um teste de mecha, para ver se os fios suportam e como reagem.

Por falar em teste...

Antes do alisamento, do permanente ou de qualquer tratamento químico nos cabelos, é sempre bom testar, numa pequena área da pele, se o cliente é sensível aos componentes do produto.

Depois, muitos cuidados

Para manter a boa aparência do cabelo, é recomendável depois do alisamento utilizar produtos específicos para cabelos alisados ou tratados quimicamente. Eles ajudam a combater o esperado ressecamento. Também é bom fazer hidratações semanais.

Quando retocar?

A cada quatro meses. E preferencialmente só na raiz. Isso evita que o cabelo já alisado sofra ainda mais com a química.

Permanente, o incompreendido

O permanente tem sido, especialmente nos países em que predominam os cabelos crespos, um injustiçado. É o caso do Brasil, verdadeiro paraíso para os métodos de alisamento. Quem seria louco de lançar no país um método revolucionário para ondular cabelos?

Mal-entendidos à parte, o permanente é um grande trunfo para o bom cabeleireiro e uma técnica bastante indicada nos casos de cabelos finos e ralos. Bem aplicado, é ele que vai dar estrutura e caimento a esse tipo de fio, possibilitando que se abra mão de enrolamentos frequentes, por exemplo, ou do uso excessivo de *sprays* de finalização.

> Como a grande maioria dos profissionais desconhece a real utilidade do permanente e não sabe como aplicar corretamente a técnica, é mais fácil engrossar o coro dos descontentes e convencer o cliente a desistir. Um bom profissional e um cliente atento devem pois, antes de mais nada, buscar informação sobre o assunto. E escolher o recurso estético que melhor convenha.

Muito da má fama do permanente vem da falta de informação sobre ele e, principalmente, do desconhecimento da técnica de aplicação. Para a grande maioria dos frequentadores de salões de beleza que tenham se submetido ou não a essa ondulação química dos fios, permanente é sinônimo de cabelo danificado e marcado, queda dos fios e notável enfeiamento do dono da cabeleira.

Mas não é nada disso. Na verdade, esqueça tudo que já viu e ouviu e, particularmente, o mau cheiro do líquido de aplicação que sentiu, e anote: permanente bem aplicado faz maravilhas pelo cabelo.

Volto a insistir que, seja no permanente, seja no alisamento, é bom nunca perder de vista o fato de que ambas as técnicas são processos de alteração artificial da estrutura do fio e que ambas também têm um ônus para a saúde do cabelo. Antes de optar por uma ou por outra, o melhor é se informar sobre as possíveis consequências da aplicação. Boas e ruins. Para depois não pôr a culpa no produto ou no cabeleireiro.

você sabia?

As primeiras máquinas para permanentes chegaram a São Paulo no fim da década de 1920. O aparelho se chamava gália e atuava diretamente sobre o cabelo, encrespando-o com choque elétrico; pobres fios... Um permanente completo levava cerca de seis horas para ser concluído – quase o mesmo tempo que o chamado alisamento dos dias de hoje. Anos depois surgiu o permanente a vapor e ainda mais tarde, o químico.

O que é bom saber sobre o permanente

| O produto químico – em creme, loção ou líquido – para a realização do permanente é aplicado sobre o cabelo para quebrar as cadeias polipeptídicas do fio e rearrumá-las em novas posições, de acordo com o formato dado pelo rolinho de permanente, geralmente aquele com elástico. Para o fio do cabelo reter sua nova forma, é feita a oxidação com a aplicação dos produtos neutralizantes. São eles que vão assegurar e segurar o cacheado.

| A Comunidade Econômica Europeia restringe os níveis de pH do produto para permanente à base de tioglicolato. Para os ácidos e sais, varia de 7 a 9,5. Para os ésteres, de 6 a 9,5. Nos Estados Unidos, o pH desse tipo de produto nunca excede 9,5. Na França, o ácido tioglicólico só pode ser utilizado por profissionais. E no Japão, os líquidos para permanentes são considerados muito agressivos, quase drogas. Geralmente, no Brasil, seguimos o padrão norte-americano.

| Há dois tipos de permanentes: o tradicional, para os cabelos lisos, e o afro, para os cabelos ondulados e crespos. Este último começa alisando os fios e só depois enrola. Em ambos os casos, o uso da amônia na técnica deixa as escamas dos fios abertas, resultando num cabelo ressecado. É fundamental que elas sejam fechadas. Para isso, além do uso do neutralizante, o cabelo precisa ser constantemente hidratado.

| Para fazer o permanente tradicional, três técnicas são possíveis: a indireta, a semi-indireta e a direta. A escolha depende da experiência, prática e agilidade do cabeleireiro. Na técnica indireta, que oferece menos margem de erro, o cabelo é todo enrolado a seco e só depois se aplica o líquido de permanente. Na semi-indireta, aplica-se o produto em cada mecha, que é enrolada em seguida. Na técnica direta, molha-se todo o cabelo com o líquido de permanente e só depois enrolam-se as mechas.

você sabia?

Antigamente, o processo químico era feito com sachês que, esquentando em contato com o líquido de aplicação, produziam a reação química e o calor necessários para a fixação do permanente. No processo a vapor, o calor produzido se originava do vapor d'água. Hoje, a técnica do permanente a frio dispensa a ação do calor, porque o líquido dá conta de fazer os cachos em um tempo bem menor, só utilizando a reação química.

Permanente? Atenção, todo cuidado é pouco!

| Cabelos fracos e danificados não podem ser submetidos ao permanente. Os fios podem cair em poucos dias.

| Permanente e coloração sempre devem ser feitos separadamente, com intervalo de no mínimo 30 dias. Mesmo assim, é preciso verificar se as fórmulas dos dois produtos (do líquido para o permanente e da tinta) são compatíveis. De antemão, é possível dizer que tintura à base de água oxigenada não é compatível com a química do permanente. Talvez o tonalizante, com uma formulação mais suave, seja a melhor opção. Em cabelo com hena, nem pensar!

| No permanente afro, os fios devem ser penteados todos os dias com pentes de dentes largos. Isso não desmanchará as ondas, e facilitará o uso de produtos para a manutenção do penteado.

| Geralmente o permanente afro tem aparência de molhado/úmido. Isso se deve ao uso constante de produtos de hidratação.

| Ainda sobre permanente afro: recomenda-se o uso de xampu antirresíduos pelo menos uma vez por semana. O acúmulo de produtos usados no dia a dia, como condicionadores sem enxágue (*leave-in*), pode impedir a absorção dos hidratantes.

| Escova e permanente não combinam: o calor do secador pode quebrar e ressecar os fios já fragilizados pela ondulação química.

| O permanente pode ser feito em cabelo virgem, desde que haja um pós-tratamento regular de hidratação.

| Crianças não devem fazer permanente (nem alisamento!). O pH do cabelo infantil é muito sensível, especialmente até os 8 anos de idade. O melhor é esperar o pH do cabelo se estabilizar, o que ocorre em geral após os 13 anos.

| Em hipótese alguma o produto para permanente pode ser aplicado sobre o couro cabeludo. Ele deve chegar a, no máximo, uma distância de 0,5 a 1 cm da raiz do cabelo. Existe um produto protetor, à base de lanolina, que pode ser passado em toda a extensão da cabeça, durante a aplicação, para prevenir qualquer acidente.

| O permanente de ondas largas é conhecido como suporte. O processo químico é o mesmo do tradicional, só os acessórios mudam. No tradicional, os rolinhos são mais finos. No suporte, usam-se bobes ou clipes.

| O retoque do permanente deve acontecer a cada três meses.

Divisão do cabelo para enrolar as mechas

Enrole primeiro a parte da nuca (nessa região os rolinhos devem ser mais finos). Continue enrolando com os rolinhos mais largos até atingir o alto da cabeça. Terminada essa parte, prossiga enrolando as laterais e, por último, os fios próximos à testa.

São usados de 38 a 40 rolinhos em cada permanente.

Passo a passo do permanente: enrolar, aplicar, lavar

| Após dividir o cabelo em partes, pegue uma mecha (que não deve ter mais de 3 cm de largura) e molhe-a com o líquido de permanente.

| Passe o pente fino para que o líquido penetre em todos os fios.
Enrole a mecha no rolinho, não esquecendo de colocar na ponta o papel apropriado. Enrole com firmeza, porque o permanente é determinado justamente pela contração dos fios, mas deixe uma pequena folga na raiz.

| Depois que a mecha estiver enrolada, molhe-a novamente com o líquido de permanente, tomando cuidado para que não atinja o couro cabeludo.

| Faça o mesmo com as outras mechas.

| Finalmente, depois de todo o cabelo enrolado, molhe novamente os rolinhos com o líquido. Deixe em repouso por aproximadamente 20 minutos.

| Passado esse tempo, veja se o cabelo já está enrolado. Se estiver, enxágue a cabeça sem tirar os rolinhos.

| Seque suavemente (sem fazer movimento no couro cabeludo, só tirando o excesso da água) com uma toalha felpuda.

| Aplique o neutralizante (este, sim, pode atingir o couro cabeludo) e espere 10 minutos.

| Desenrole todos os rolinhos sem esticar os fios. Aplique o restante do neutralizante, espere mais 5 minutos e então o cabelo pode ser lavado.

Deu errado?

Se o permanente deu errado, algum item no processo falhou. O único recurso para sanar o problema é cortar o cabelo mensalmente, não utilizar nenhum tratamento químico enquanto o fio estiver se recuperando e hidratar. Além da imperícia na aplicação, algumas causas para o desastre podem ser:

Cabelo danificado | pode ter acontecido tensão exagerada nos fios, rolinhos muito apertados ou tempo excessivo com o líquido para permanente. É recomendada a aplicação de um reestruturante ou hidratante profundo. De forma alguma deve-se permanentar novamente esses fios.

Couro cabeludo ardido ou irritado | a loção pode ter penetrado no folículo do cabelo. A tensão dos fios também pode ter sido demasiada. Na hora pode-se recorrer à aplicação de um creme hidratante no local. Se a ardência continuar, é mais prudente procurar um dermatologista.

Linha de contorno do couro cabeludo sensibilizada e pele irritada | o produto químico pode ter entrado em contato com a pele e o couro cabeludo. Aqui também é recomendada a aplicação de hidratante. Se a irritação persistir, o melhor é ir ao dermatologista.

Cabelo arrepiado ou queimado | a causa pode ter sido uma loção de permanente muito forte, excessiva tensão dos fios e tempo demasiado de exposição ao produto. Para reduzir o efeito indesejável, é bom cortar as pontas e aplicar um creme reestruturante.

Cabelo muito encaracolado | a causa pode ter sido a utilização de rolinhos muito pequenos e uma loção para permanente muito concentrada e forte. O que pode ser feito na mesma hora é pentear o cabelo durante a neutralização ou refazer o processo com rolinhos maiores e uma loção para permanente mais suave. Nesse caso, depois de retirados os rolinhos, deve-se neutralizar rapidamente.

Permanente sem resultado | a loção do permanente deve ter sido muito suave ou então usada em pouca quantidade. O problema também pode estar nos rolinhos muito largos, no tempo insuficiente de exposição ao produto ou na neutralização inadequada.

Pontas dobradas | um bom permanente depende também de pontas perfeitas, cacheadas, seguindo o movimento ondulado dos fios. Se as pontas no permanente ficaram dobradas, é porque elas não foram enroladas corretamente ou o papel específico para enrolar as pontas não foi utilizado. Nesse caso, a saída é cortar essas pontas.

O permanente só fica bom com o cabelo molhado | provavelmente os fios ficaram expostos muito tempo à loção do permanente e ao neutralizador. Por isso ficam com aspecto ressecado e danificado quando secos. A solução é usar um condicionador reestruturante.

Caracóis irregulares | provavelmente o modo como o cabelo foi enrolado estava incorreto. Da mesma forma, a tensão dos fios pode ter sido irregular, a aplicação do produto para permanente pode não ter sido uniforme e a neutralização, insuficiente. Se o cabelo estiver em boas condições, pode-se repetir o processo, só que agora com uma loção mais suave, para não agredir os fios.

Zonas lisas no cabelo | das duas, uma: ou o rolinho era muito largo ou a loção para permanente não foi aplicada uniformemente. A dica é a mesma do caso anterior: se o cabelo estiver saudável, repete-se o processo com uma variante bem mais suave da loção.

Cabelo negro é lindo

o estilo afro ganha espaço nos salões

Noções básicas de corte e penteado para o visual original e brasileiro que vem inspirando novas possibilidades de negócio.

Durante muito tempo a indústria da beleza negligenciou as necessidades cosméticas da mulher negra, mas, justiça seja feita, está correndo atrás para recuperar o tempo perdido. E não é à toa. Muito da oferta de produtos da cosmética capilar responde à demanda da consumidora que busca para o cabelo afro a mesma diversidade de soluções à disposição para o cabelo de origem caucasiana. Hoje a mulher negra pode ter, se quiser, o cabelo que sonhar – liso, louro, com alongamentos. Pode ter, principalmente, seu próprio cabelo original mais maleável, mais saudável e mais bonito.

Ainda assim, vale lembrar, a vida não é fácil para quem tem cabelo afro. Ele sempre vai exigir mais tempo, mais cuidados, mais paciência, mais manutenção. E isso também significa mais dinheiro. Nada vem fácil. Em compensação, para o cabeleireiro, a valorização do cabelo afro original vem abrindo novas possibilidades de mercado. Muitos salões de beleza atualmente se beneficiam desse segmento capilar, oferecendo alisamentos especiais, colocação de extensões e apliques, tratamentos de hidratação e elaboração de penteados. Como profissional, portanto, vale ficar atento às técnicas que lidam com esse tipo de cabelo. Mais que conhecimento pessoal e atualização profissional, ele pode trazer lucro para o seu negócio.

O que chamamos usualmente de afro é apenas um tipo de penteado (como seria o black power). Também é comum ouvirmos chamar o penteado afro de cabelo étnico. Mas o nome mais utilizado pelos tricologistas, na verdade, é cabelo negro ou negroide.

O cabelo negro ou negroide pode ser subdividido em três tipos: negroide (ou supercrespo), crespo e cacheado. O fio negro, de modo geral, é mais crespo, denso, rebelde, sensível e quebradiço que os outros tipos de cabelo – o que vai limitar, por exemplo, as possibilidades de cortes. No corte reto, o volume pode se concentrar nas pontas, e isso não é bom. O mais indicado, assim, são os cortes assimétricos, que dão forma à cabeça e não ficam pesados. Esses cortes seriam os picotados, em *degradé*, e os quadrados.

Os picotados e em *degradé* são os mais recomendados. É bom optar por fios mais longos a partir da linha do queixo ou abaixo dos ombros, porque, pesando mais, o cabelo fica menos volumoso. Já o corte quadrado, um pouco irregular, funciona bem e garante um visual menos comportado. Em outros estilos, como o chanel, pode-se cortar o cabelo reto a partir do queixo ou desfiar os fios em camadas suaves, pouco definidas e em *degradé*. Essa técnica produz um efeito mais leve e bonito, dá harmonia ao rosto e deixa os cachos mais desenhados.

Técnica e instrumental adequados definem o corte

| A técnica para cortar o cabelo negro é basicamente a mesma usada em todos os tipos de cabelo; o que muda são os ângulos. Aqui, os fios devem ser cortados no ângulo de 90° em cima e nas laterais, nos ângulos de 45° e 15°.

| Antes de cortar, é importante usar o pente em forma de garfo, que vai soltando os cachos de baixo para cima à medida que se penteia.

| Em sua maioria, as mulheres negras têm a testa alta ou salientada. Assim, para alongar o rosto, o ideal é cortar a franja quatro dedos acima da testa.

| Deve-se usar a tesoura convencional, e não navalhas ou tesouras dentadas, porque quebram o fio do cabelo, que é frágil e sensível. Em cabelos que já foram submetidos à química do alisamento ou passaram por escovas ou pranchas, recomenda-se usar tesoura japonesa (que possui três desfiadeiras diferentes) e navalha na região próxima à nuca para fazer o *degradé* do cabelo.

| O que muda na técnica de corte do cabelo negro alisado em relação aos outros tipos de cabelos negros é que, nos alisados, os fios devem ser cortados nas laterais somente no ângulo de 45°. Uma técnica que, a propósito, é a mesma para o cabelo liso natural.

Secagem, finalização e penteados – um trabalhão que compensa!

| Secar o cabelo com difusor define mais os cachos. E não use escova: somente pente com dentes largos, o garfo ou a ponta dos dedos.

| Para o clássico penteado em estilo *black power*, comece lavando os cabelos e deixando secar naturalmente. Em seguida, passe um *leave-in* ou musse para tornar os fios mais macios e menos arrepiados. Depois, puxe o cabelo para cima e para os lados, a partir da raiz, dando volume e modelando os cachos com as mãos. Para definir melhor os cachos, vale usar o *babyliss* nas pontas.

| As tranças são ótimas opções de penteado para o cabelo negro. Um dos tipos preferidos por cabeleireiros e clientes é a trança nagô, feita bem rente ao couro cabeludo até a nuca, com diferentes desenhos. As pontas podem ficar soltas ou ao natural, no estilo *black power*. É preciso atenção, pois essas tranças precisam ter as pontas dos fios queimadas para não abrir depois. E na fixação é comum utiliza-se cera de abelha.

| As tranças conhecidas como rastafári são soltas do couro cabeludo, ao contrário da trança nagô. O primeiro passo para o penteado rastafári é alongar o cabelo, colocando extensões de cabelo sintético – o único que, graças à textura áspera, segura mais a trança e não solta fiapos. Esses fios são aplicados mecha por mecha com cola de queratina, que é menos agressiva à estrutura capilar; ser for usado outro tipo de cola há sério risco de partir os fios. Uma vez finalizado, com as tranças feitas, o cabelo "rasta", como é conhecido, permite que se vá à praia, à piscina e se tome banho em paz, sem maiores problemas.

Dreads, um estilo de vida

| Os *dreadlocks* são um capítulo à parte, porque têm a ver com o estilo de vida dos clientes e exigem comprometimento pessoal com esse estilo de penteado. São, na verdade, bolos cilíndricos de cabelo que mais parecem cordas pendendo do topo da cabeça. Também são chamados de *locks* ou *dreads*. De origem inglesa, a palavra significa trança e a melhor tradução é algo como "nó cego".

| O uso de *dreadlocks* (pronuncia-se "dredilóquis") é muito antigo e tem sua origem provavelmente na Índia, por uma questão prática: quando os cabelos ficavam muito longos e difíceis de serem cortados, a solução era ir enrolando algumas partes e, com o óleo natural do couro cabeludo, ir torcendo esses bolos até adquirirem uma forma cilíndrica, que diminuía o volume e o tamanho do cabelo original.

| Só dá para usar *dreads* quando se tem um cuidado extra com a higiene capilar. O trabalho é maior, mas é totalmente possível lavar a cabeça todos os dias, se for necessário. O cuidado maior deve ser na hora de secar o cabelo, porque a umidade propicia o aparecimento de fungos, que fazem mal à saúde e causam mau cheiro. Seque muito bem os fios com secador quase frio, cuidadosa e pacientemente, até o final.

você sabia?

Foi a partir do movimento religioso rastafári que os *dreadlocks* ficaram conhecidos no Ocidente, em especial por influência do jamaicano Bob Marley. Os rastafáris não cortam nem penteiam os cabelos por motivos religiosos, já que a crença deles, baseada em citações bíblicas, é a que proclama Hailê Selassiê I, imperador da Etiópia, representação terrena de Jah (Deus).

As técnicas dos *dreads*

Para fazer *dreads* no cabelo, três técnicas são as mais usadas. Em qualquer uma delas é preciso que o fio seja do tipo negroide supercrespo – os outros fios dificilmente manterão a forma.

A primeira técnica, a tradicional, não é recomendada, porque depende de não se lavar o cabelo com xampu ou qualquer produto que possa alisar os cabelos e consiste em ir enrolando as mechas com as palmas das mãos à medida que ele cresce. Não tem jeito: esses *dreads* ficam com aparência de sujos. E estão mesmo!

Uma variação dessa técnica é enrolar o cabelo duplamente – o que chamam de baião de dois – e depois separar as mechas. Com o tempo, os cabelos separados vão ficando mais grossos e formando os *dreads*. Deve-se lavar a cabeça apenas 15 dias depois de enrolar o cabelo e só usar na higienização água do mar e sabão azul, que limpam mas mantêm a porosidade dos fios.

A segunda técnica é aquela com cera, uma campeã na preferência de profissionais e clientes. Funciona em qualquer tipo de cabelo. Para começar, é necessário que os fios já tenham um certo comprimento, algo em torno de 10 cm, no mínimo. O processo consiste em dividir o cabelo em setores de cerca de 2 cm e pentear com um pente de ferro cada setor, da ponta para a raiz, para embolar os cabelos. Depois de embolados todos os *dreads*, aplica-se cera de abelha na fixação. Para que os cabelos não soltem, é preciso muita manutenção: periodicamente, deve-se aplicar cera e enrolar os cabelos com as palmas das mãos.

Por último, a técnica da agulha. O processo é muito dolorido, mas, considerando-se o resultado, com *dreads* mais limpos e bem acabados, vale a pena. Funciona assim: divide-se o cabelo e penteia-se da ponta à raiz, como no processo com cera. Daí vai-se desfiando e costurando os fios bem presos com uma agulha de crochê. Há quem, depois disso, ainda aplique a cera para dar acabamento. A manutenção tem que ser frequente e consiste em recosturar com agulha os cabelos que soltaram. E, mais uma vez, enrolar os fios com as palmas das mãos.

O que define o resultado de cada um desses processos é a manutenção. Quanto mais bem-feita, mais presos os *dreads* ficam. Dizem, aliás, que *dreads* bons são aqueles que travam e não soltam mais.

Para a higienização, recomenda-se lavar os cabelos regularmente com xampu sem resíduos ou sabão de coco e depois secar os fios muito bem com secador e ao sol. Deve-se atentar para o mau cheiro, que indica a presença de fungos. Geralmente o comprimento do cabelo se reduz após a aplicação dos *dreads*. A medida dessa redução vai depender do comprimento original e do tipo de cabelo.

Um bom acabamento do penteado afro faz a maior diferença. Às vezes, o uso do *babyliss* seguido de *spray* fixador dá uma boa ajuda, acentuando cachos e mechas. Mas antes de usar, lembre-se de passar nos fios um produto termoativado, que os proteja de quebra e ressecamento. Depois, é só usar a criatividade, com lenços, panos, faixas, arcos, presilhas, grampos e elásticos. Tudo muito colorido, bem no clima de alegria e calor característico da cultura afro-brasileira. Aproveite!

Para quem achar as técnicas todas muito trabalhosas e ainda assim quiser usar tranças rastafári, existe sempre a alternativa de fazer pequenas tranças soltas por todo o cabelo. Ainda assim, mesmo em menor número, as tranças exigem cuidado extra e manutenção – principalmente para não se embaraçarem com o restante do cabelo.

Não se esqueça de que todos os penteados em cabelo negro, por mais bonitos e originais que sejam, sempre vão exigir mais cuidados. Depois de desfeitos, por exemplo, os fios ficam super-ressecados, e é fundamental fazer uma hidratação profunda. Como fica preso e trançado, em especial no caso dos *dreads*, o cabelo não consegue respirar, fica mais fraco e com tendência a quebrar.

Corte, secagem com escova penteados – as sequências

| Corte

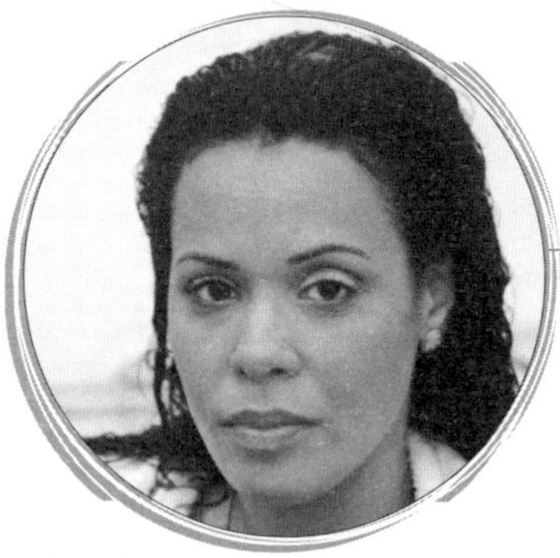

Cabelo molhado, preparado para o corte.

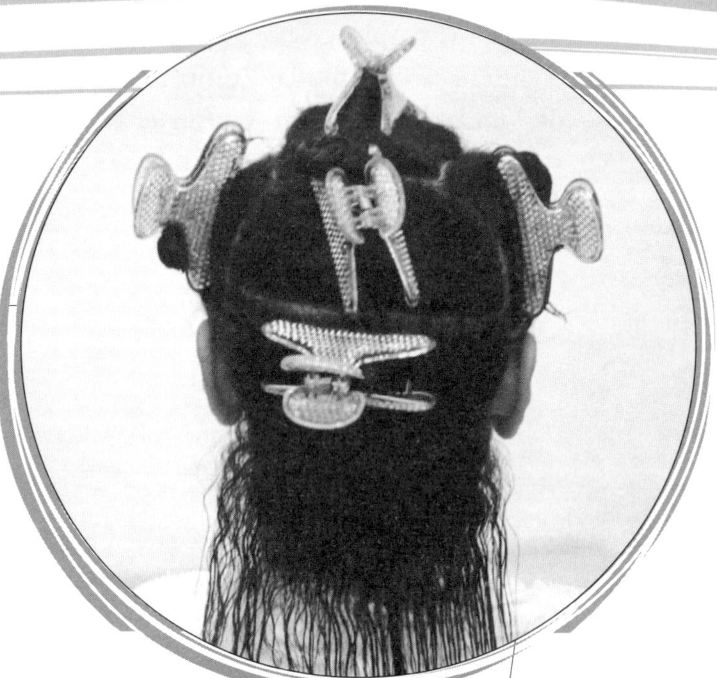

Divida o cabelo em partes, deixando a base próxima à nuca pronta para o primeiro corte.

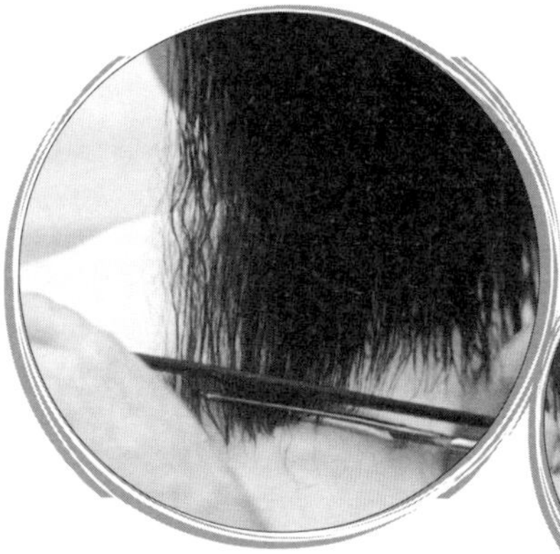

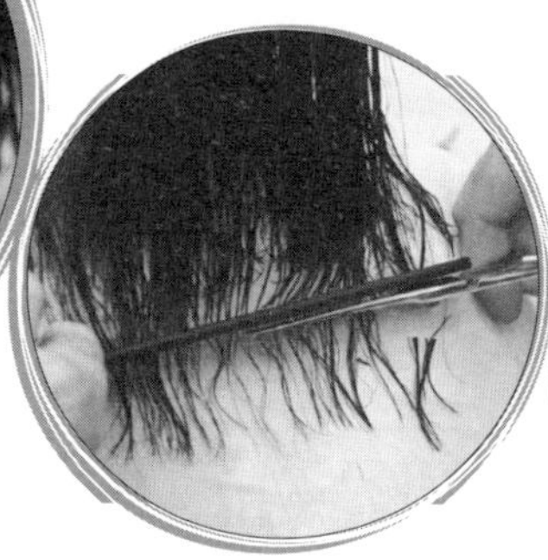

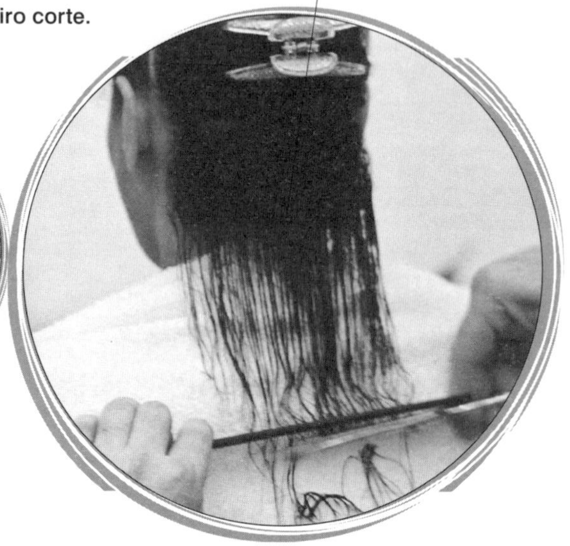

Apare os fios da base quadrada que vai definir o restante do corte usando o pente, para nivelar. As mechas cortadas depois da primeira devem ter cerca de 3 mm a mais no comprimento.

Finalização com prancha, passo a passo

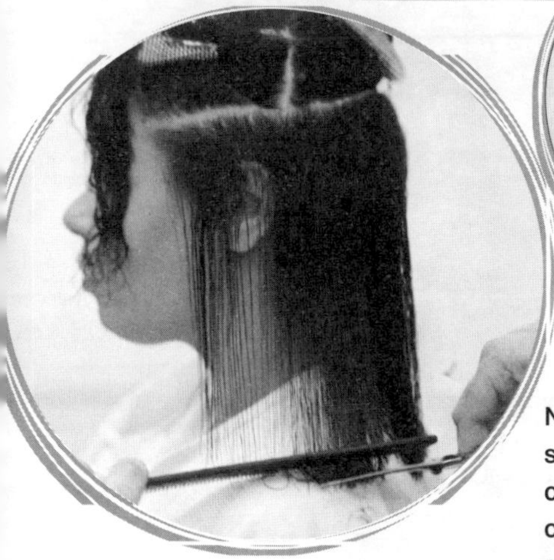

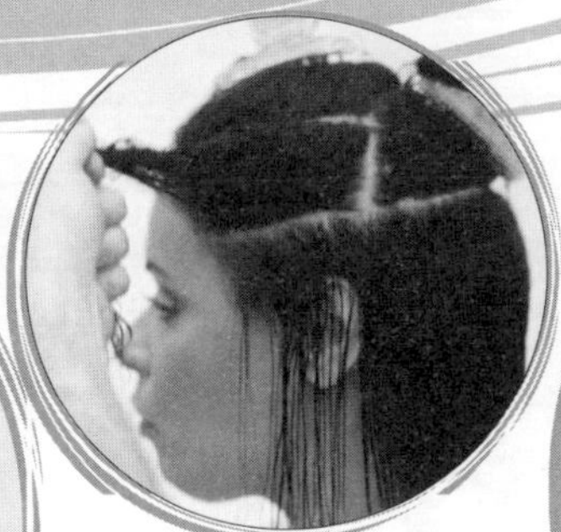

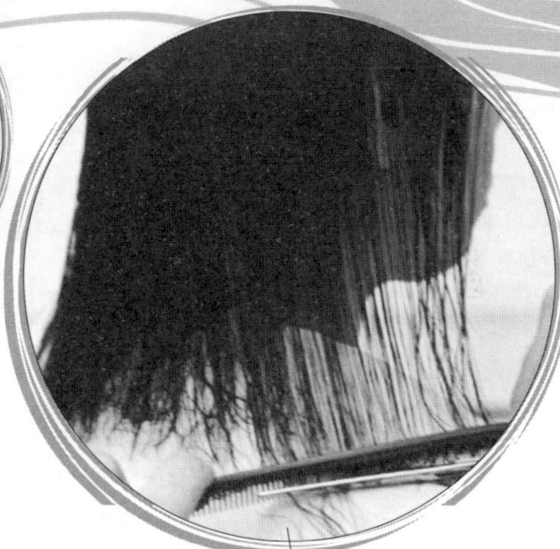

Nas laterais, em toda a volta, solte as mechas uma a uma e corte-as, lembrando que o comprimento de cada uma deve ser 3 mm maior do que o da primeira mecha.

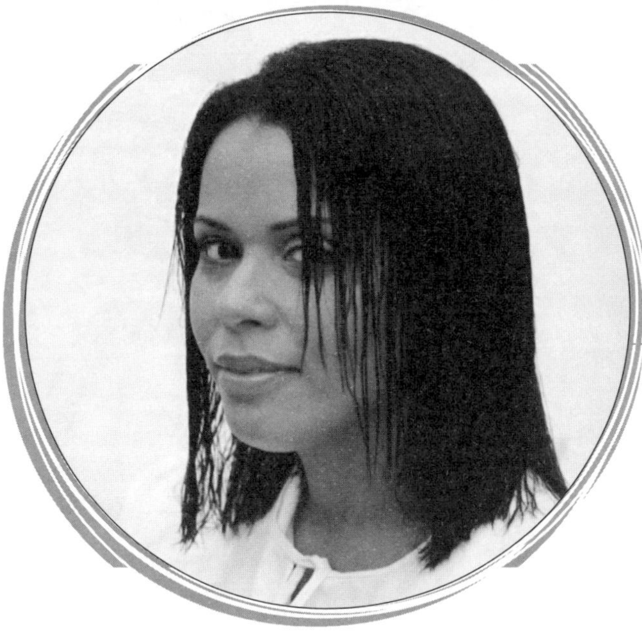

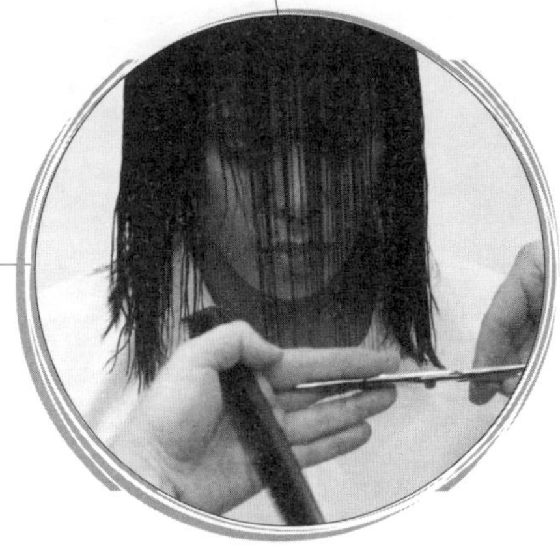

Solte a mecha do alto da cabeça e corte no mesmo comprimento do restante do cabelo.

O corte está finalizado e o cabelo pronto para secagem.

Quem não desiste do visual do cabelo liso, mesmo diante das muitas variedades de tranças e extensões, tem na secagem com escova e na finalização com prancha (ou chapinha) uma opção segura de bom resultado. Essas técnicas ainda são campeãs na preferência da maioria das brasileiras. E entende-se por quê. O visual clássico, sem fios rebeldes ou malcomportados, é quase sempre embelezador. Que bom. Os avanços da cosmética capilar estão aí para isso mesmo: oferecer mais opções à consumidora.

Secagem com escova

Com o cabelo dividido em mechas, comece a secagem pela parte posterior. Depois as laterais e, no fim, a parte da frente do cabelo. Para não quebrar ou danificar os fios, use antes um produto termoativado.

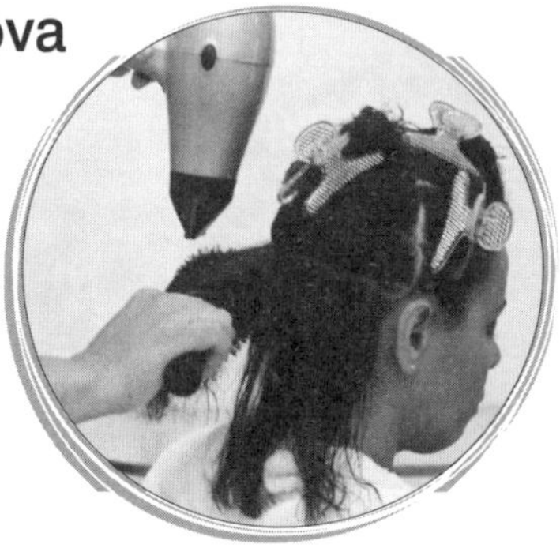

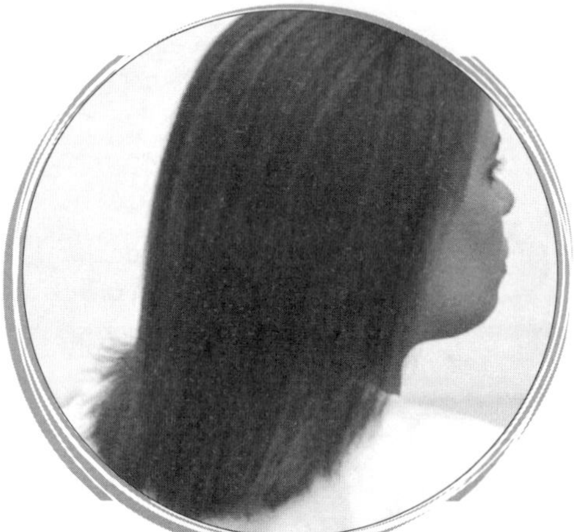

O resultado da secagem com escova é um cabelo liso, o que confere um visual comportado e natural.

Finalização com prancha

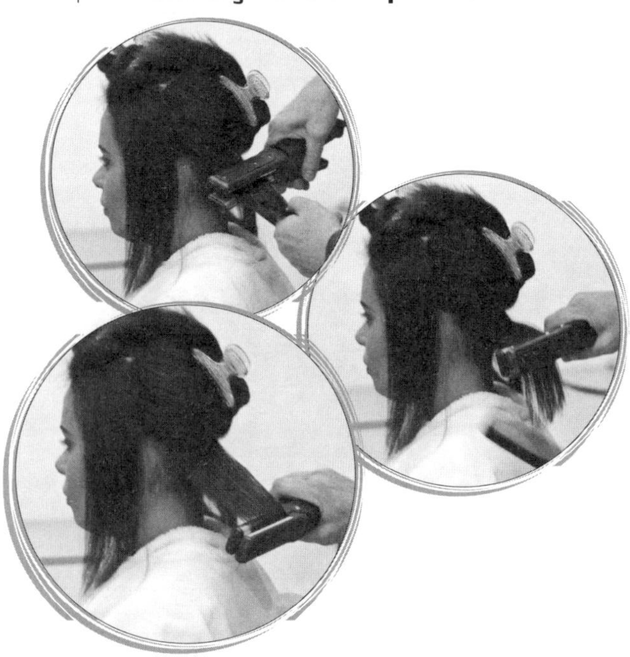

A prancha deve ser usada após o cabelo ter sido secado com escova. Separe o cabelo em seções e comece a passar a prancha na parte posterior, com todo o cuidado para não queimar os fios. Depois é a vez das laterais e, por último, a frente.

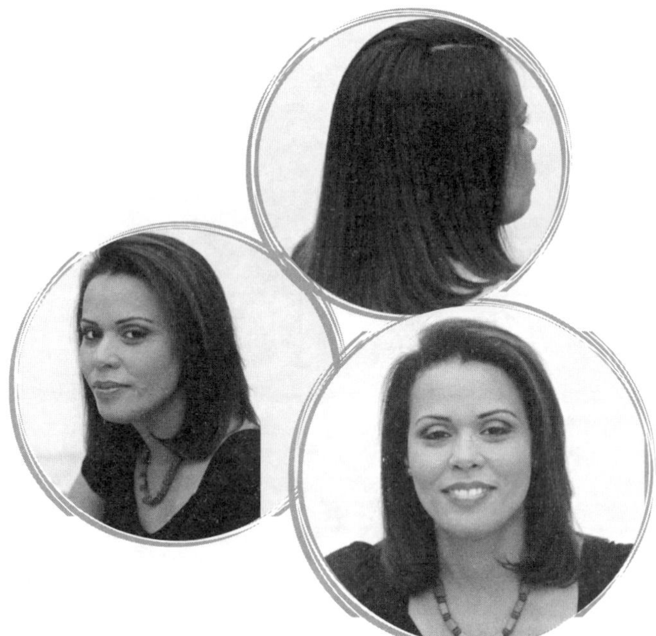

O resultado do uso da prancha é um cabelo com visual uniforme, macio e com brilho.

Penteado com trança nagô

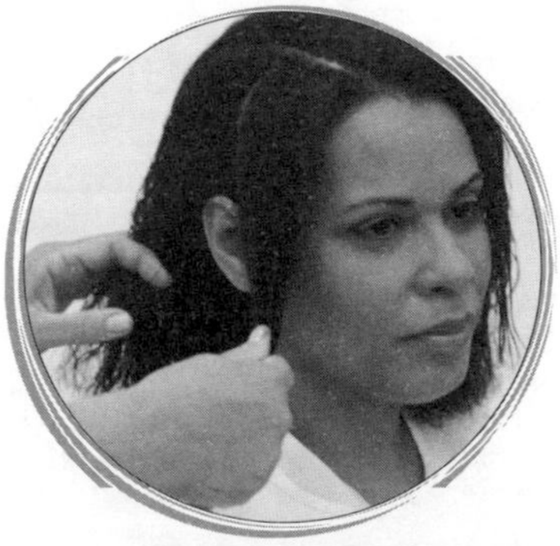

Para uma trança dupla, que siga dos dois lados da cabeça e se encontre na nuca, divida o cabelo no alto da cabeça, um pouco mais para a direita ou para a esquerda.

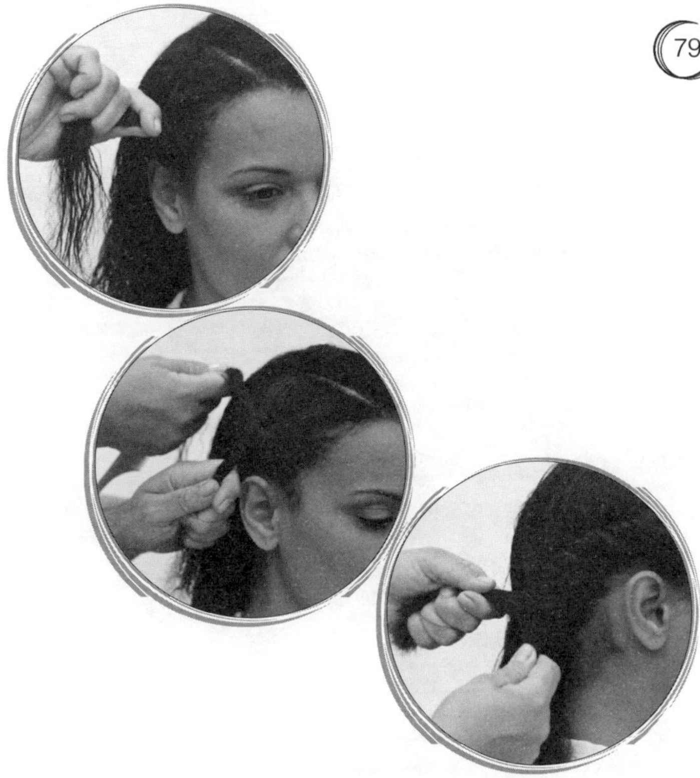

Comece a fazer a trança em um dos lados, tendo o cuidado de deixá-la bem apertada junto à raiz, e contorne a cabeça acima da orelha, até terminar na nuca.

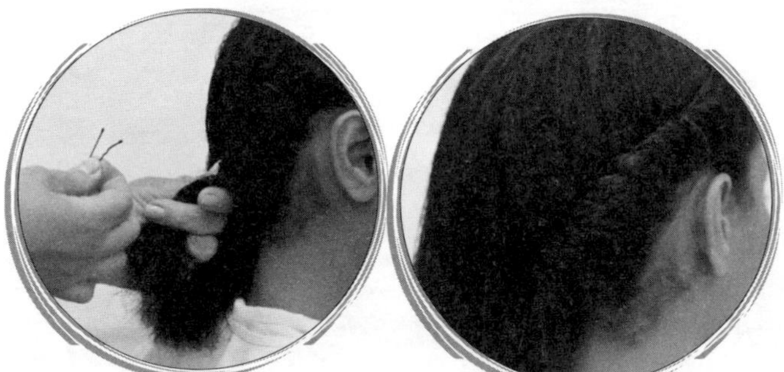

Assim que o trançado chegar à nuca, arremate essa primeira parte do penteado com grampos, prendendo bem a trança, semiacabada, na lateral da cabeça.

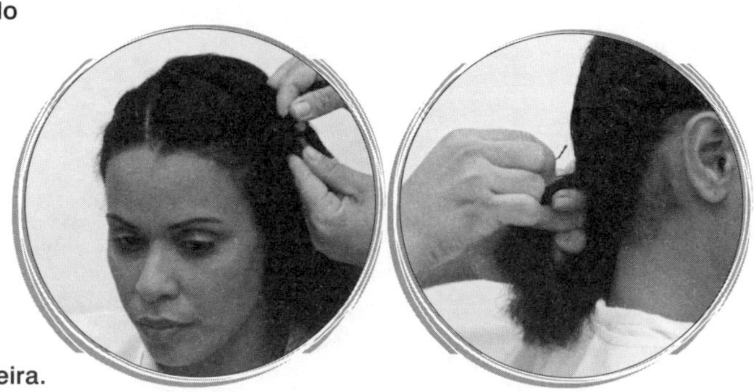

Faça a segunda trança da mesma forma que a primeira.

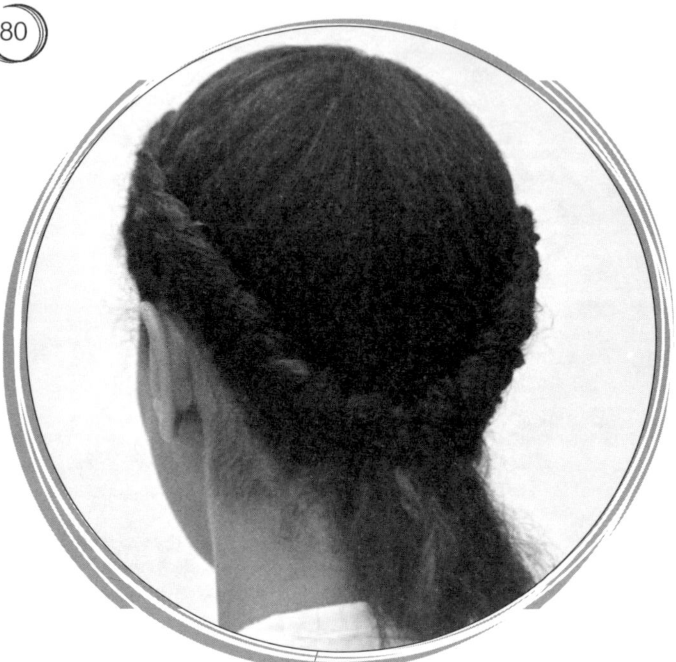

Faça com que as duas tranças se encontrem na nuca, formando um círculo fechado. Por baixo, uma mecha curta de cabelo deve ficar sobrando para cobrir o acabamento.

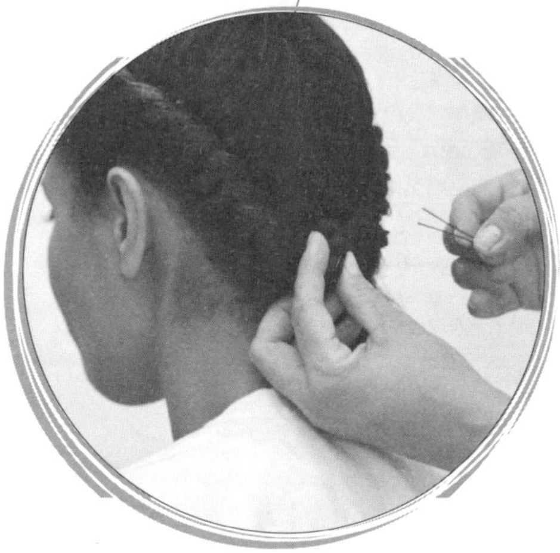

Puxada de baixo por cima do arremate das tranças, a mecha que sobrou dá o acabamento final cobrindo os grampos de sustentação e elásticos.

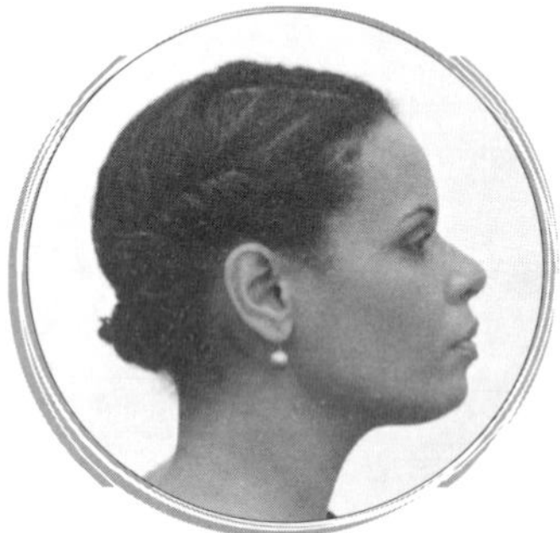

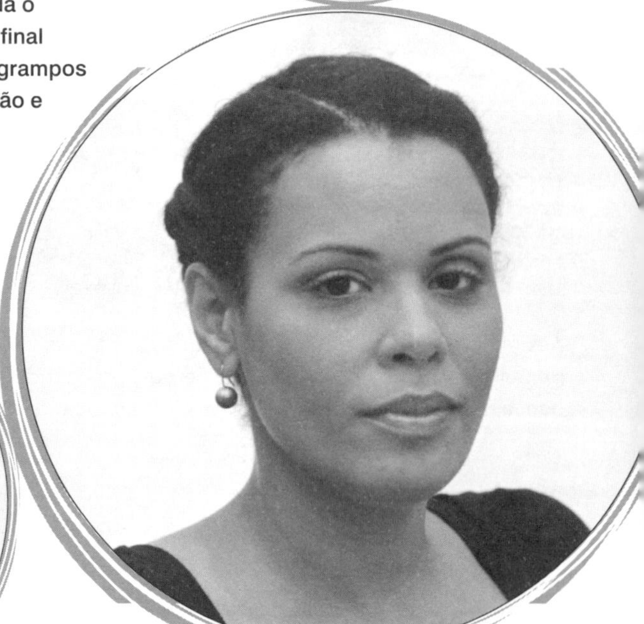

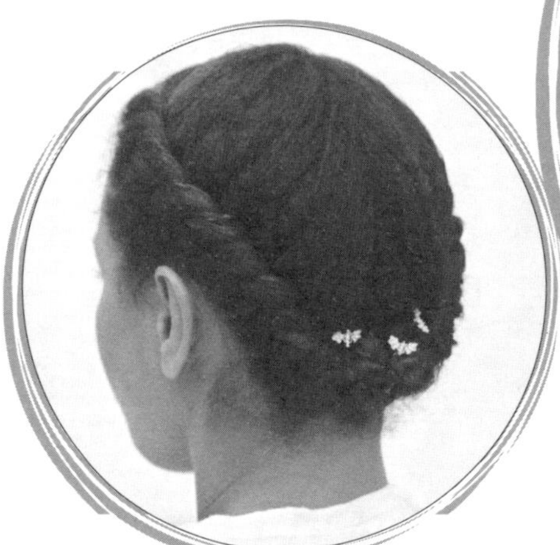

Está pronta a trança nagô.

Penteado com trança e extensão

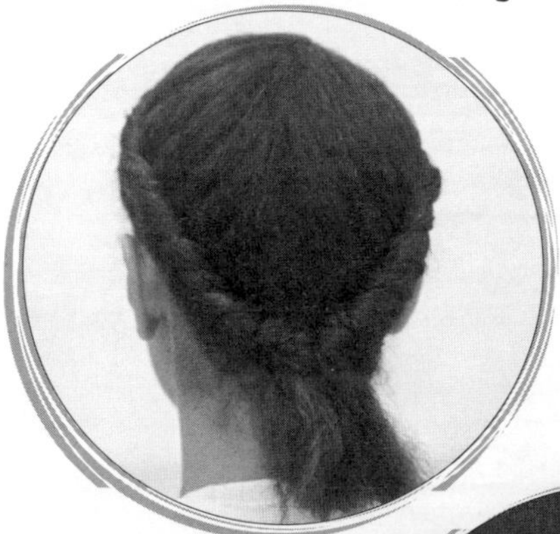

A base para esse penteado é a trança nagô, antes do acabamento final.

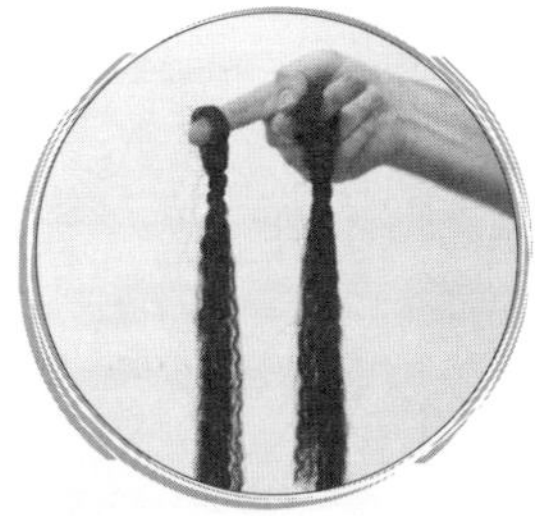

Para começar, separe as mechas de cabelo sintético, semelhante ao da cliente, que serão usadas no penteado.

Prenda a primeira mecha sintética no arremate da trança nagô, que serve de base para o aplique.

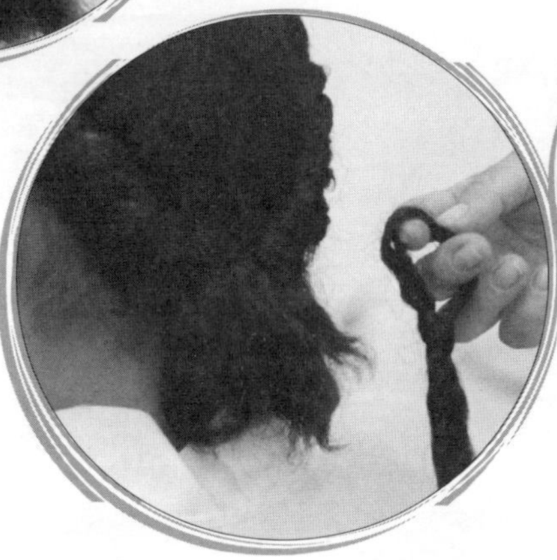

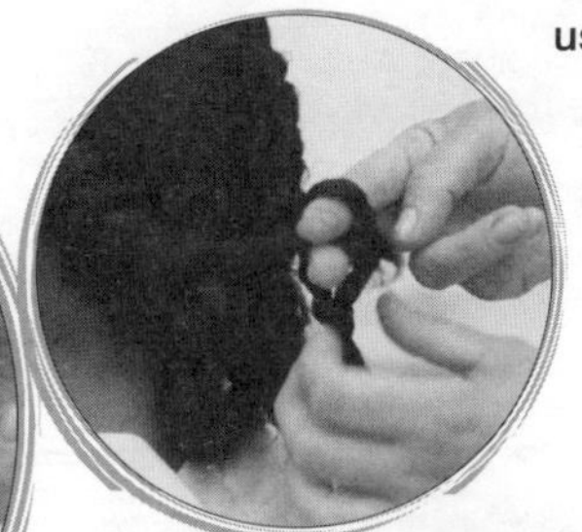

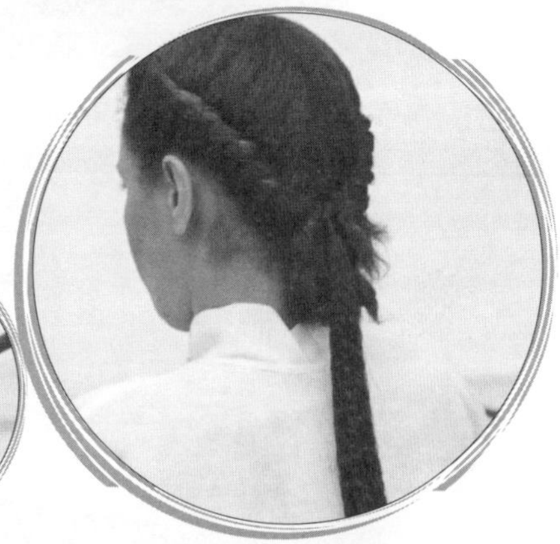

Entrelace a primeira mecha no arremate da trança nagô e fixe-a com grampos.

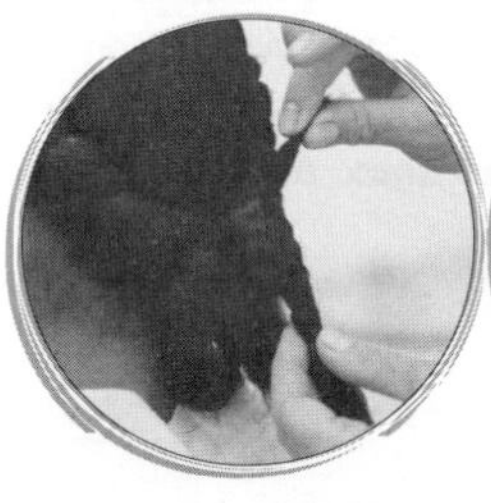

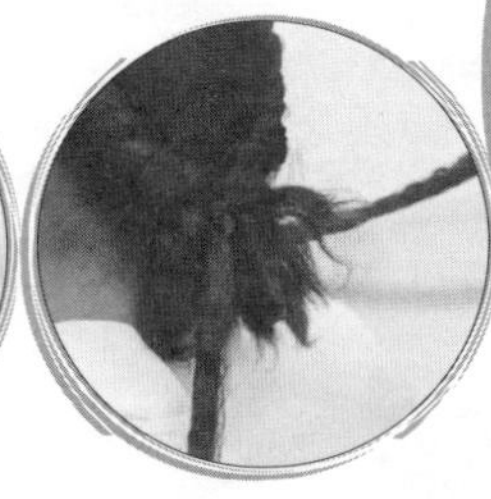

Aplique a segunda mecha da mesma forma que fez com a primeira.

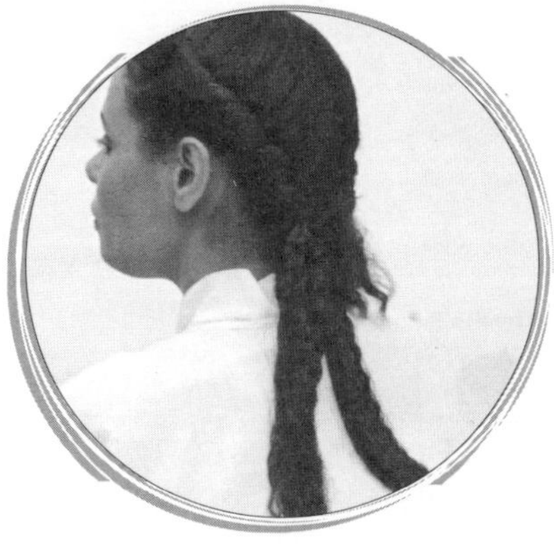

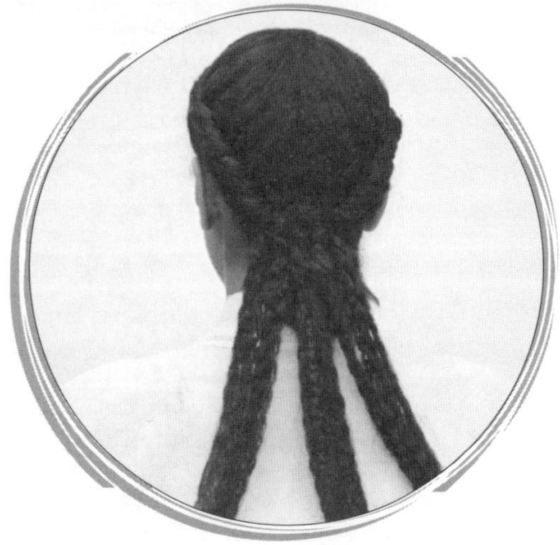

E depois uma terceira.

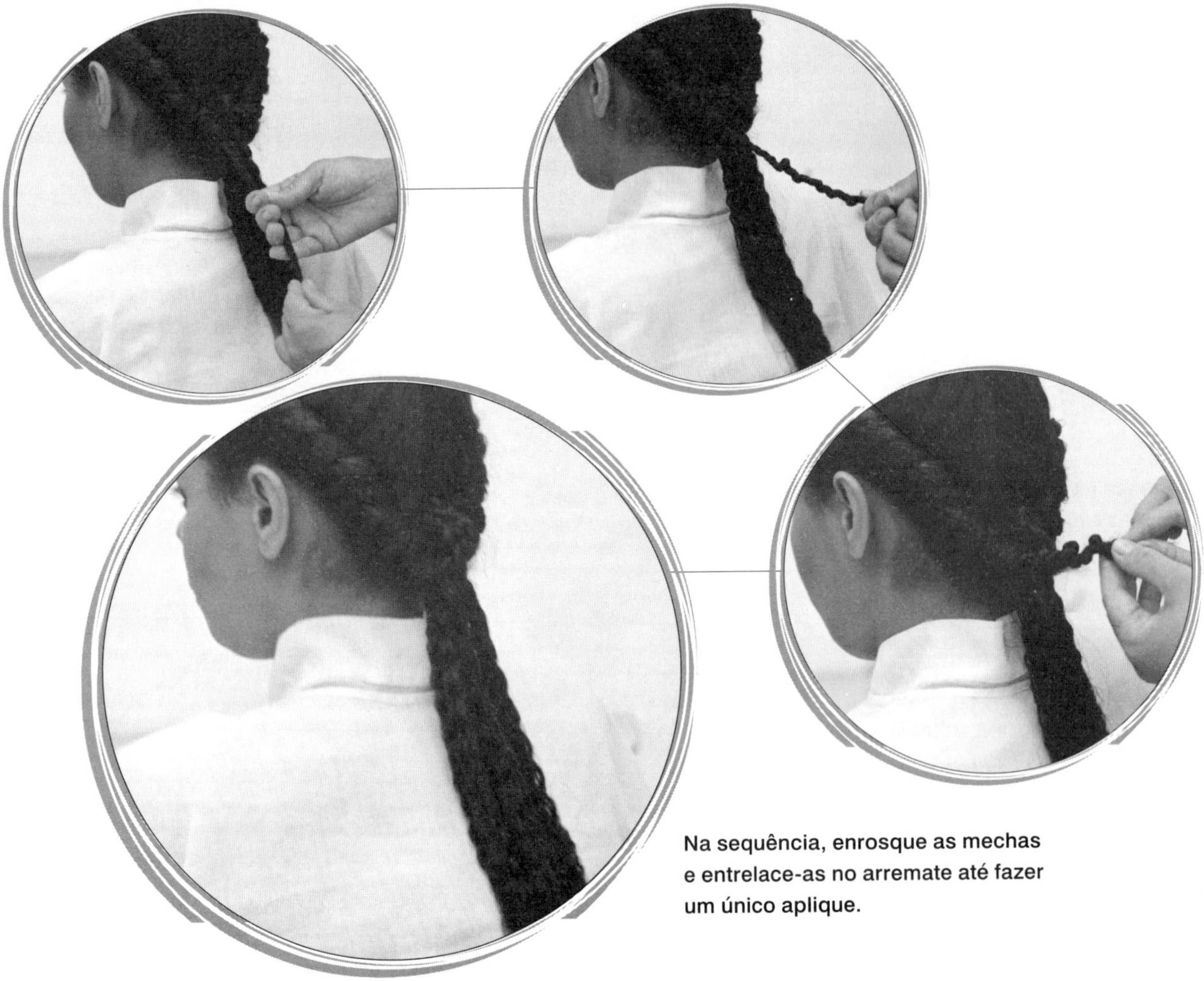

Na sequência, enrosque as mechas e entrelace-as no arremate até fazer um único aplique.

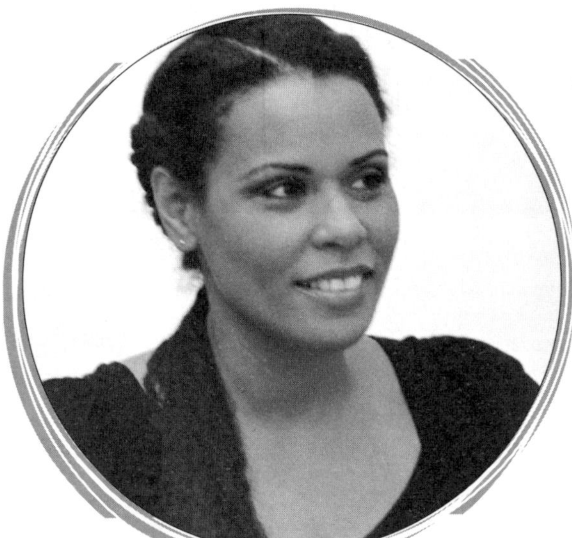

O penteado finalizado.

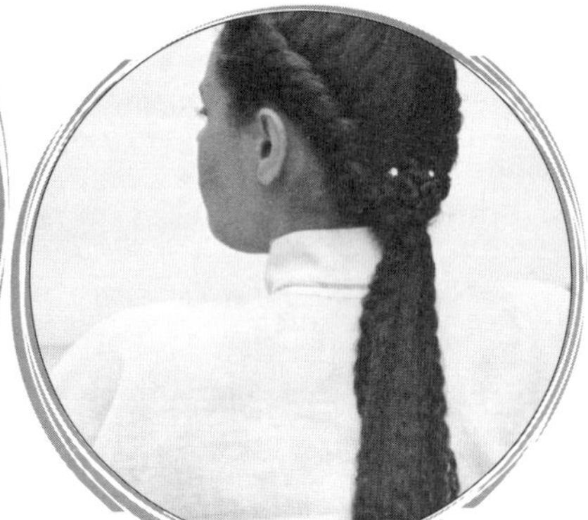

Corte

a técnica que tem poder

Pequeno, médio ou grande?
Seja qual for o comprimento e o estilo, um bom corte é o ponto de partida para um cabelo de sucesso; o passo a passo de cortes femininos e suas variações; um corte masculino.

Não dá para começar a falar sobre corte, estilos e técnicas, sem um primeiro e importante lembrete a cabeleireiros e clientes: quando pensarem no comprimento do cabelo, pensem na altura do dono. Pessoas baixas não ficam bem de cabelos compridos, porque isso achata a estatura. Já as gordinhas devem fugir de cabelos volumosos. Para as altas, é melhor evitar os cortes curtos, porque acentuam a impressão de desproporcionalidade. Isso posto, com o bom senso ativado, é hora de conhecer o poder do corte como agente transformador do visual.

O corte é a disciplina mestra para o profissional do cabelo. De todos os serviços prestados por um salão de beleza, o corte talvez seja aquele que mais contém a assinatura do autor. Cortar cabelo, pois, é uma arte, com direito a muita criatividade e estilo, mas – jamais se esqueça! – técnica também.

O cabeleireiro começa a neutralizar esse tipo de situação no momento em que cumpre a regra número um de relacionamento com o público, nessa ou em qualquer profissão: prestar total atenção ao que o outro fala, ao que ele sugere, ao que ele quer dizer. Cabe ao profissional orientar o cliente em relação ao que ele gostaria de fazer, seja dando forma a um desejo perfeitamente possível, seja provando que o que ele quer não é o mais adequado, ou até, se for o caso, é inviável.

Por parte do cliente, ajudaria se todos compreendessem que são seres únicos e diferentes e que um corte que fica bem nos outros não terá necessariamente o mesmo efeito nele. Ajudaria igualmente gostar de si mesmo e, se possível, ser feliz. O resto é mesmo com o cabeleireiro que o cliente escolher. Uma escolha que, vale lembrar, deve considerar, mais uma vez, o bom senso: preços excessivamente elevados e profissionais que se acham mais importantes do que a profissão nem sempre garantem satisfação ou dão o dinheiro de volta.

Na hora do corte, todo cuidado é pouco para escolher o profissional. E, por parte do profissional, todo cuidado é pouco na hora de atender o cliente. Tudo porque a decisão de cortar e mudar o estilo do cabelo (ou mesmo de mantê-lo) costuma ser uma das mais carregadas de emoção por parte do público dos salões de beleza. Um resultado que não corresponda à expectativa pode provocar reações bastante desagradáveis. E não adianta pôr toda a culpa no comportamento do cliente.

E chegamos à técnica. Algumas perguntas podem ajudar a orientar clientes e cabeleireiros na hora H:

1 | O corte combina com o estilo de vida do cliente? (Um corte, digamos, moderno e espetado, para alguém que tem um emprego conservador, pode complicar a vida.)

2 | O corte combina com o tipo de rosto? (Nem toda franja, por exemplo, fica bem em rostos redondos ou compridos demais.)

3 | O corte é adequado à textura do cabelo da pessoa? (Cabelos cacheados e crespos exigem cuidado especial até na hora de cortar. Quem corta bem cabelo ondulado é mesmo um craque.)

4 | O corte é adequado à faixa etária? (Não é conformismo ou falta de imaginação: cabelo curto fica mesmo muito melhor que o cabelão em mulheres de mais de 40.)

5 | É possível manter o corte no dia a dia, sem ir ao salão? (Corte que depende de manutenção frequente e do uso de secadores, pomadas e outros produtos vira escravidão.)

Um corte para cada tipo de rosto

Rosto oval | o rosto oval é uma forma clássica de rosto. Todos os tipos de corte lhe caem bem, do conservador chanel aos mais picotados. Em outros tipos de rostos, o efeito desejado é sempre dar a impressão de rosto oval, veja só.

Rosto redondo | geralmente quem tem rosto redondo também tem pescoço mais curto e grosso. O objetivo do corte para esse formato de rosto é sempre alongar. Uma boa dica pode ser picotar nas laterais, lembrando que se deve evitar o comprimento na altura do pescoço. É melhor preferir a altura do ombro, num corte médio.

Rosto quadrado | o que deve ser amenizado nesse tipo de rosto são a testa e o maxilar. O objetivo do corte é suavizar as linhas e alongar a face. Para isso, é interessante deixar que os fios contornem o rosto, como se fossem uma moldura. O topo da cabeça também deverá ganhar volume. Os cortes curtos ou médios ficam bem. Este último também suaviza o maxilar. Deve-se evitar franja cheia, cabelos compridos de corte reto ou repartidos no meio.

Rosto retangular | traços angulosos dão muita seriedade ao semblante. Nesse tipo de rosto, a face é longa e estreita, e o maxilar e a testa são do mesmo tamanho. O corte deve suavizar esses ângulos e achatar as extremidades para equilibrar as linhas. O corte recomendado seria abaixo do ombro e, se for para ter algum volume, que seja preferencialmente nas laterais. Corte em camadas ou com franja diminui o rosto. É bom evitar cortes desfiados, cabelo repartido no meio ou ainda cabelos curtos (eles alongam o rosto, e aqui deve ser feito justamente o contrário).

Rosto triangular | a atenção aqui deve estar na parte de baixo do rosto, que é mais larga. O trabalho é dar volume na parte de cima para harmonizar o semblante. O comprimento deve ir do médio ao curto.

Rosto coração | nesse tipo de rosto a testa costuma ser pequena e larga. E o queixo é fino e pontudo. O objetivo aqui é dar mais volume e equilíbrio à parte de baixo do rosto. A franja é uma boa pedida para compensar a largura da testa. E o volume maior de cabelo na altura do maxilar confere largura à parte inferior do rosto. É bom evitar fios curtos demais, cortes que chamem atenção para o formato do rosto e cabelo repartido no meio.

A textura do fio pode definir o estilo do corte...

Cabelo ondulado | um bom corte no cabelo ondulado pode evitar que o fio encrespe ainda mais.

Cabelo liso | para o efeito desejado, seja qual for o corte, é comum recorrer a *sprays* ou finalizadores adequados.

Cabelo muito fino | se a intenção é dar volume aos fios, o corte deve ser em camadas, desestruturado. O uso de produtos de finalização também contribui para um melhor resultado.

Cabelo crespo | o tipo de corte ideal é o que utiliza um só comprimento para todos os fios.

Cabelo grosso | o corte em camadas é o menos arriscado nesse caso.

... e o penteado e a maneira de secar também

| Um bom corte deve permitir mais de um tipo de penteado. Especialmente se considerarmos a grande quantidade de pomadas, géis e musses existentes no mercado. Com o produto certo – principalmente nos cabelos curtos –, pode-se variar de visual sem perder o estilo.

| Já o modo de secar depende muito da qualidade do fio e de como a pessoa gosta ou não do próprio cabelo. No cabelo liso não há muito o que fazer. A secagem serve principalmente para finalizar o corte. A utilização do secador se justifica quando há necessidade de modificar alguma coisa – seja dar volume, alisar ou levantar a raiz. O jato de vento disciplina o cabelo e o corte. Mesmo quem tem cabelo liso e consegue um bom resultado secando ao vento verá que, usando o secador na raiz e nas pontas, o cabelo vai ter outra aparência.

Tesouras e outros acessórios

| A melhor tesoura é aquela que se acomada com conforto à mão do cabeleireiro. Há quem prefira a tesoura pequena, outros optam pelas maiores e mais pesadas. O importante é que ela sirva ao profissional no sentido de proporcionar bom caimento ao cabelo e melhor resultado.

| O mesmo vale para os cabos (apoio dos dedos) das tesouras. Aqueles em aço são mais pesados. Os de revestimento sintético costumam ser mais leves e imprimem agilidade à técnica.

| Máquinas e navalhas devem ser usadas com parcimônia pelo cabeleireiro. Em nome de dar um efeito desfiado, esse tipo de instrumental pode cobrar um preço alto: se não for usado adequadamente, corre-se o risco de danificar as pontas do cabelo, prejudicando a qualidade de seu crescimento.

| A higiene do material de trabalho é fundamental: tesouras, escovas, pentes e demais acessórios devem ser higienizados com produtos adequados todos os dias e antes de cada uso.

Tamanho P
o que você precisa saber sobre os cortes curtos

| De todos os cortes retos de fio inteiro, o corte reto curto é o que exige maior precisão da mão do cabeleireiro. Qualquer erro pode ser fatal! Daí a importância de ir se acertando mecha por mecha com o todo do cabelo, à medida que se vai cortando. Não dá para ter um fio mais comprido ou menor que o conjunto. Portanto, o cabeleireiro não pode perder o foco de jeito nenhum na hora de cortar, até porque é nesse estilo de corte que mais se notam as imperfeições.

| No estilo *à la garçonne*, o objetivo deve ser a leveza do resultado. Quando bem-sucedido, o corte, que é de inspiração masculina, fica irresistivelmente feminino. Aqui, o uso da boa técnica é mais do que importante; é fundamental.

| O fio curtinho não impede que você escolha um penteado com movimento. E para isso o recurso dos bobes vem a calhar. Existem bobes de todo tamanho, mas o número zero é o mais indicado para os cabelos curtinhos (o bobe maior é o de tamanho sete, só para você saber).

| Na finalização, valem as pomadas e musses; valem também as chapinhas e *babylisses*. Tudo vai depender do estilo escolhido e da habilidade do profissional ou da própria pessoa, já que o cabelo curto, de todos os cortes, é o que mais dá autonomia de finalização.

Corte curto reto

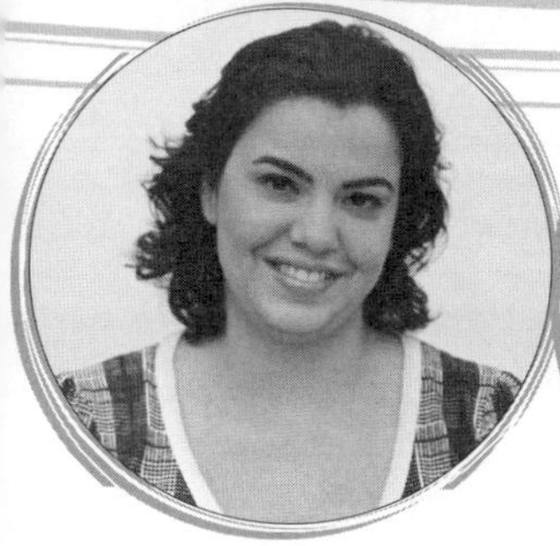

Antes da tesoura.

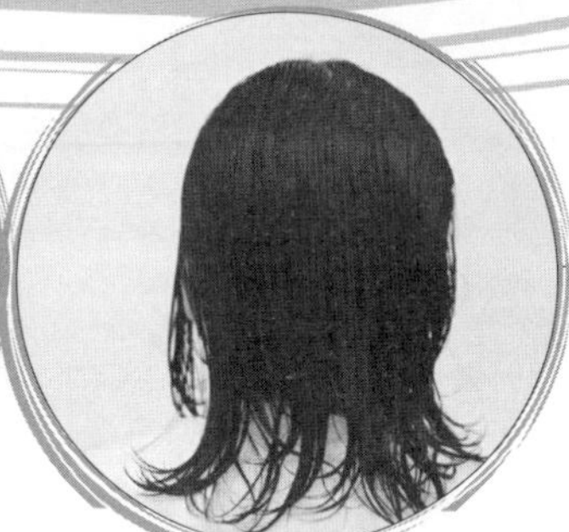

O cabelo deve estar molhado para o corte.

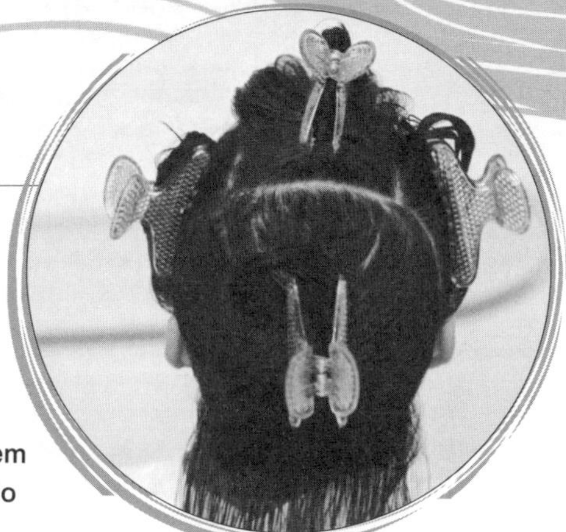

Divida o cabelo em mechas, deixando solta somente a parte posterior.

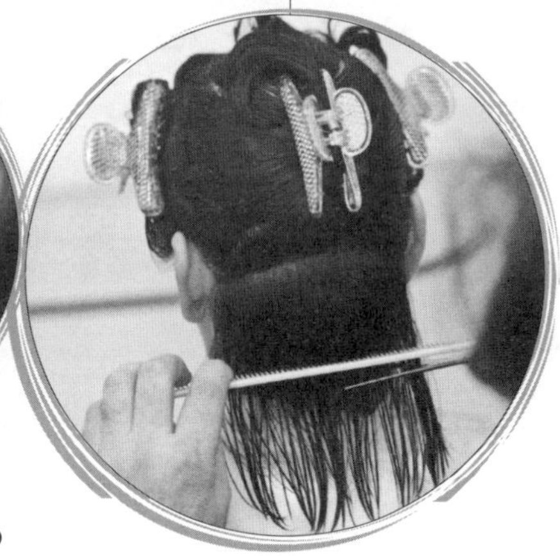

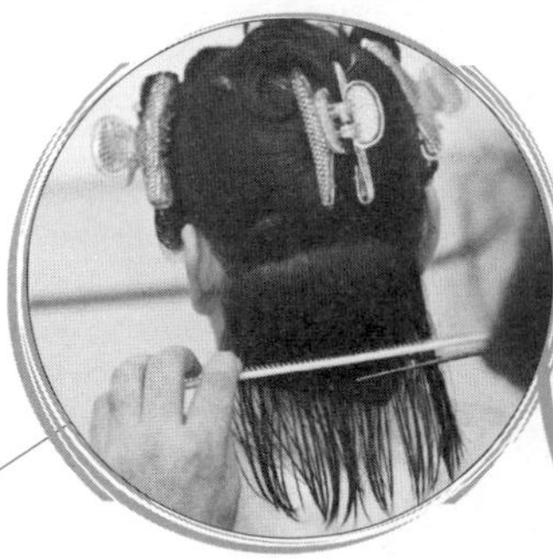

Cuidadosamente, com a tesoura e o pente, comece a fazer a base reta do corte, próximo à nuca.

Com a base do corte pronta, acerte as pontas nas laterais.

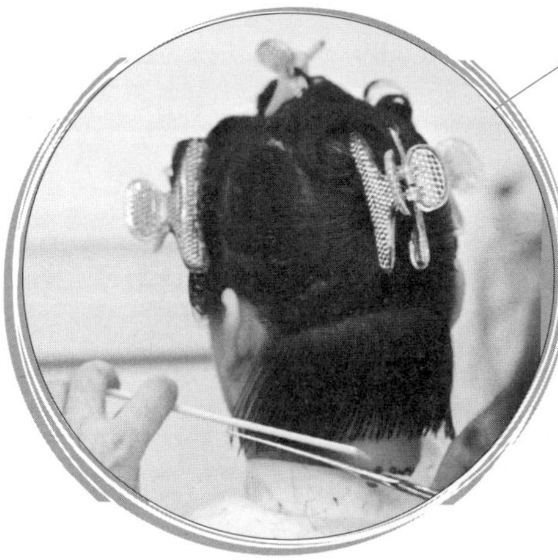

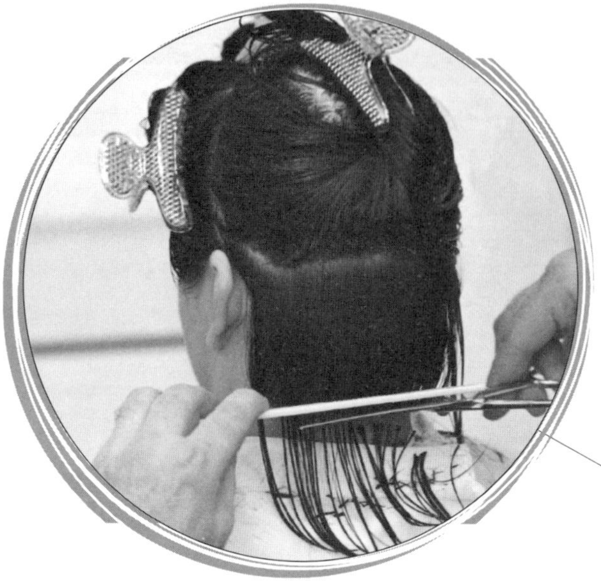

Solte a mecha seguinte e corte na altura da nuca, deixando-a mais comprida do que a primeira mecha – 1 mm, se o cabelo for liso, ou 3 mm, se for ondulado ou crespo.

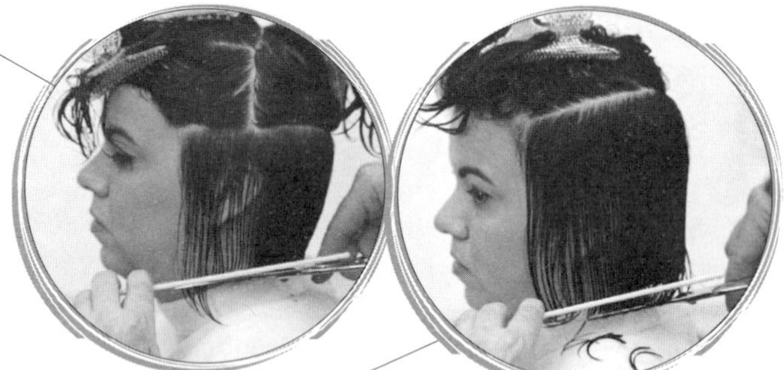

Agora é a hora das laterais. Vá soltando as mechas, uma a uma, e corte, nivelando com a base em linha reta até a altura do queixo.

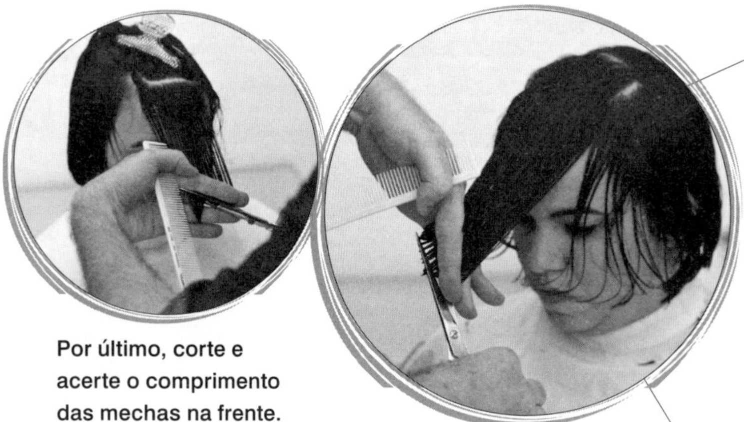

Por último, corte e acerte o comprimento das mechas na frente.

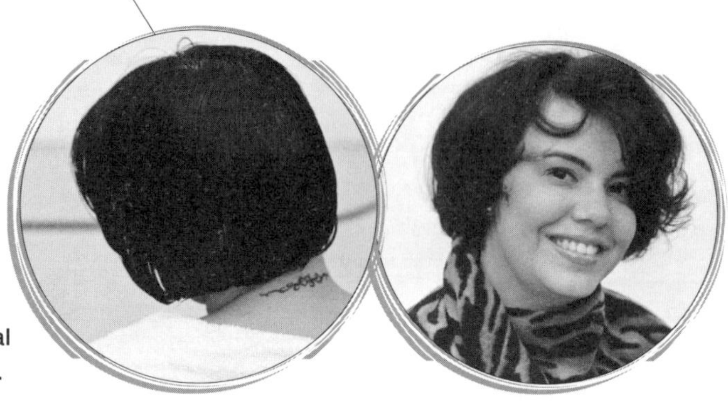

Corte pronto e visual depois da secagem.

Secagem e penteado

Uma opção original de penteado para o cabelo curto e reto é a que utiliza a secagem com bobes e secador.

Comece enrolando a parte central do cabelo, próximo à testa, e siga até a nuca. Passe um pouquinho de fixador em cada mecha antes de enrolá-la.

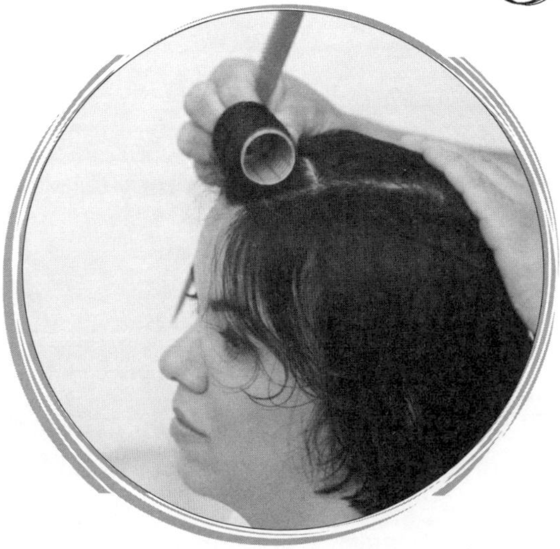

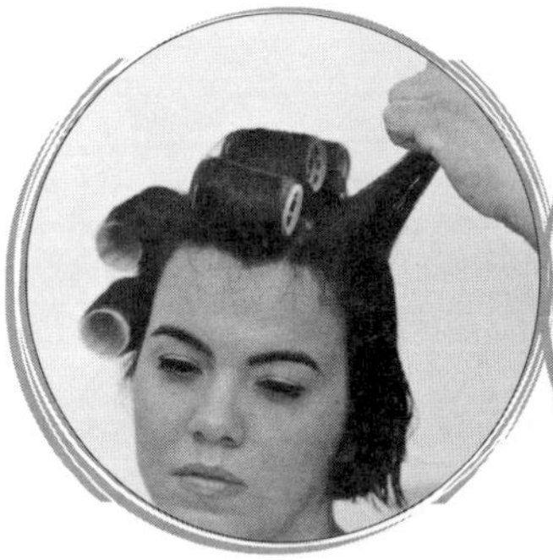

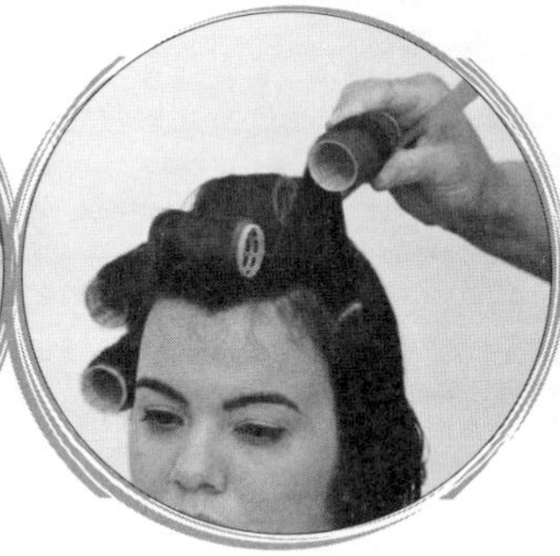

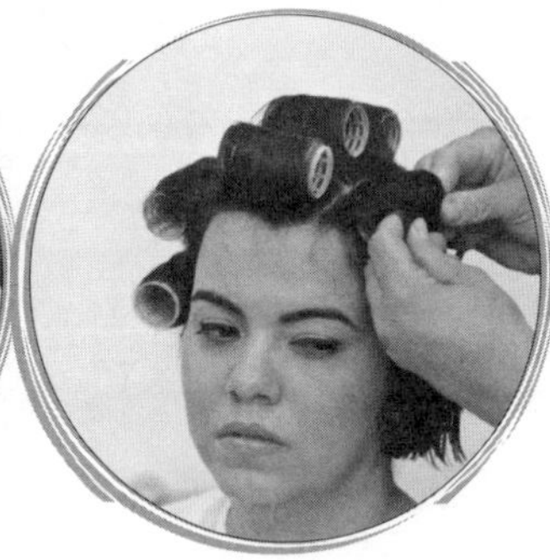

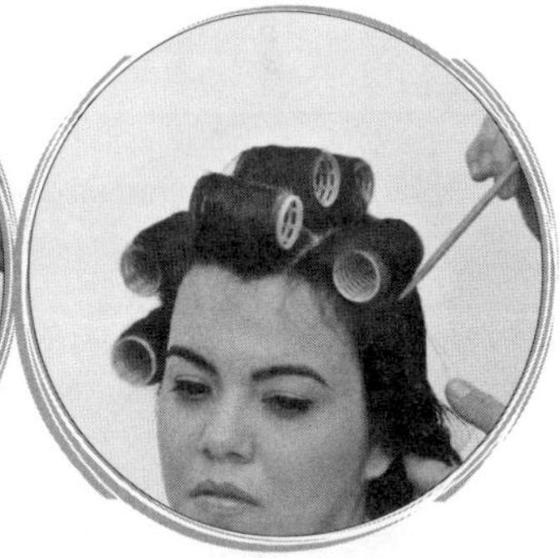

Em seguida, enrole as mechas laterais, começando de cima.

Lembre-se de esticar bem a mecha na raiz e de enrolar o cabelo com a ponta virada para baixo.

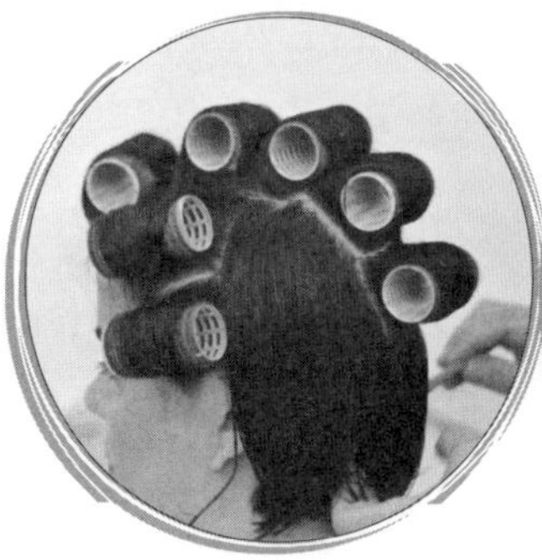

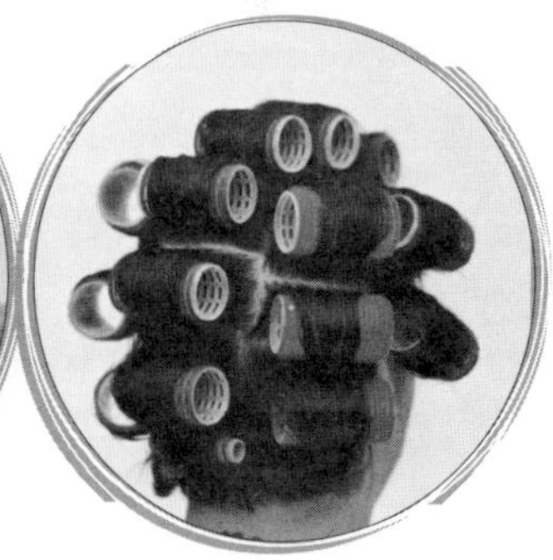

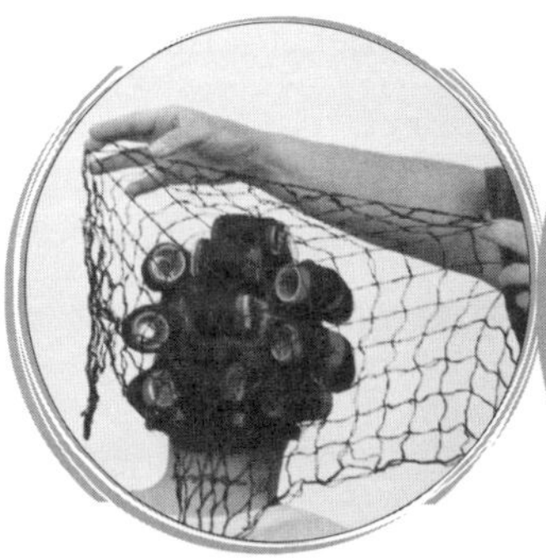

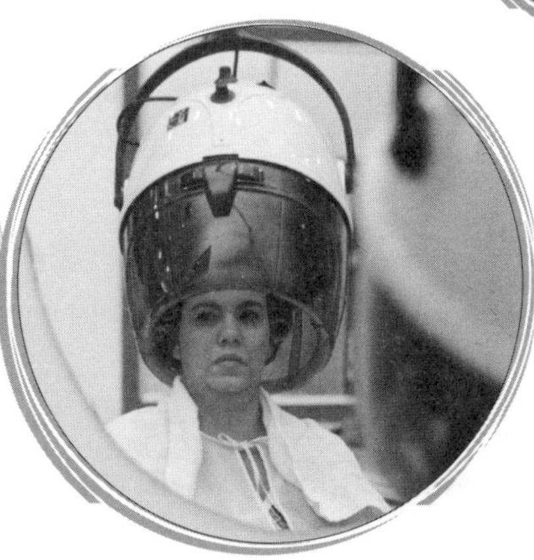

Coloque uma rede sobre os bobes, para que as mechas não se desenrolem com a ação do vento do secador.

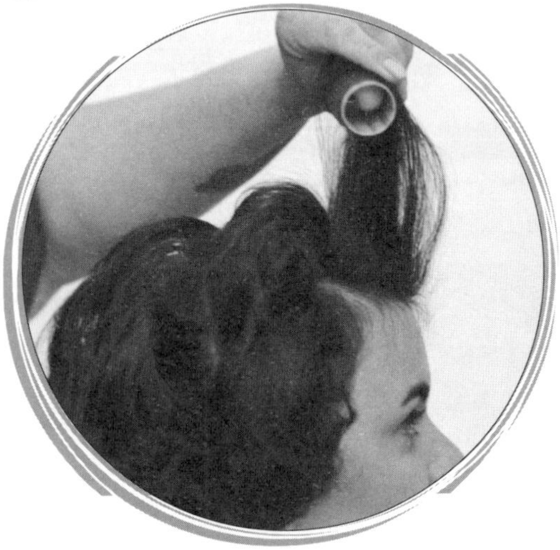

Fora do secador, tire a rede e desenrole as mechas com cuidado para não quebrar os fios. Não puxe com força para o cabelo não perder o ondulado.

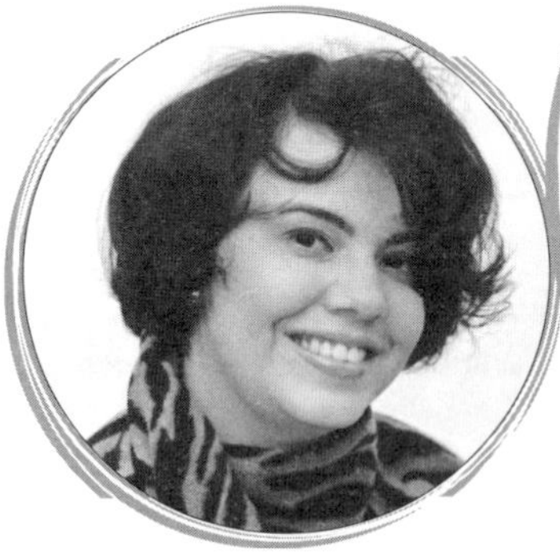

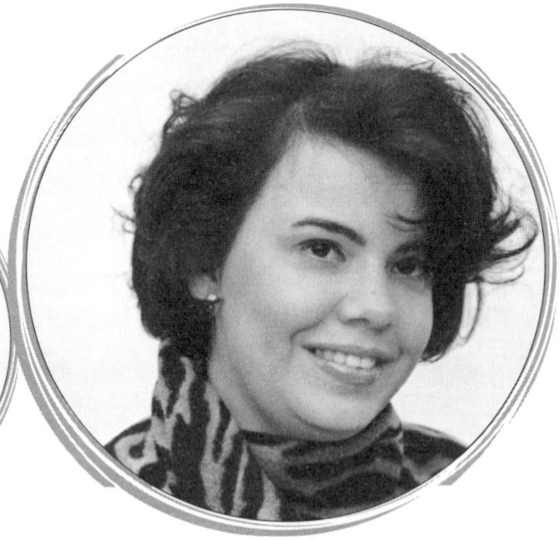

Penteado pronto. Cabelo com movimento, tirando partido do comprimento dos fios.

Dicas

| Se o efeito desejado for o de fazer mais cachos, separe o cabelo em pequenas mechas. Se o objetivo for alisar, as mechas devem ser maiores.

| O tempo de espera da secagem do cabelo deve variar conforme seu comprimento e volume. Em média, uma hora e meia. Sem o auxílio do secador, no entanto, o tempo recomendado de espera é de três horas.

| Se usar um daqueles secadores de pé para secar o cabelo, o tempo é de 45 minutos. Importante: espere o cabelo esfriar antes de começar a tirar os bobes e desenrolar os cachos.

| Se a intenção é soltar os cachos e deixá-los mais naturais, passe os dedos suavemente pelos fios depois que todo o cabelo estiver desenrolado.

| Jamais prenda um bobe ao outro, pois a tração exercida entre os dois puxa o cabelo, e isso pode danificá-lo.

| Para cachos com pontas perfeitas recomenda-se envolvê-las no papel de permanente durante o processo de enrolar.

| Para um cacho certinho, a mecha deve ser maior que a largura do bobe antes de enrolar e menor depois.

Tipos de bobes

Emborrachados | muito usados no permanente. No enrolamento, o procedimento é o mesmo: enrole os fios e depois deixe secar. Eles fazem cachos miúdos.

Bobes pequenos | quanto menor for o cilindro do bobe, mais cacheado e cheio o cabelo ficará.

Bobes grandes | criam ondulações leves e são utilizados quando a intenção é alisar os fios. Ideais para cabelos lisos.

Bobes de velcro | indicados quando se quer mais volume e menos cachos. São enrolados a seco com o auxílio de musse.

Bobes térmicos | são iguais aos bobes comuns, mas antes passam por um aquecimento, num compartimento que vem junto com os rolinhos.

Se na hora H não houver bobes, pode-se fazer assim:

Buclê caracol | cada mecha de cabelo é enrolada com as pontas dos dedos polegar e indicador, formando um caracol, que é preso com grampo ou clipe junto à raiz ou perto dela, dependendo do efeito desejado.

Buclê enroladinho | nesse tipo de enrolamento, os dedos indicadores fazem o papel dos bobes. As mechas são enroladas neles e fixadas com um grampo de cada lado, na altura desejada.

você sabia?

Mechas enroladas verticalmente deixam os cachos mais soltos e naturais. As enroladas na horizontal aumentam a sensação de volume.

Corte à *la garçonne*

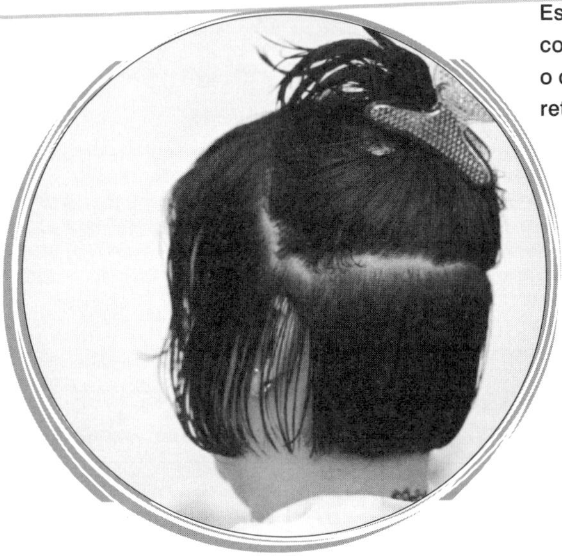

Esse corte tem como base o corte curto reto.

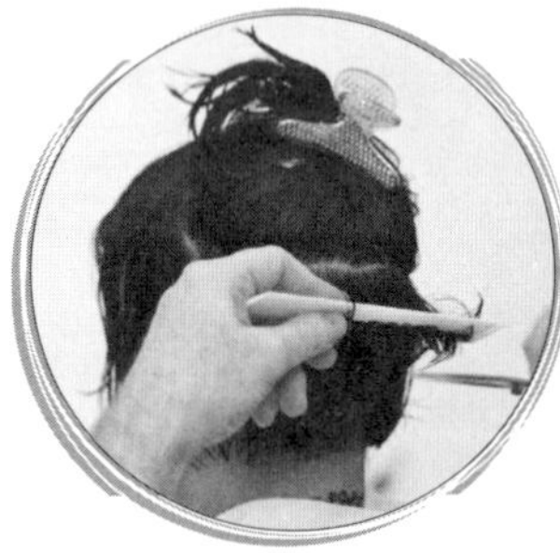

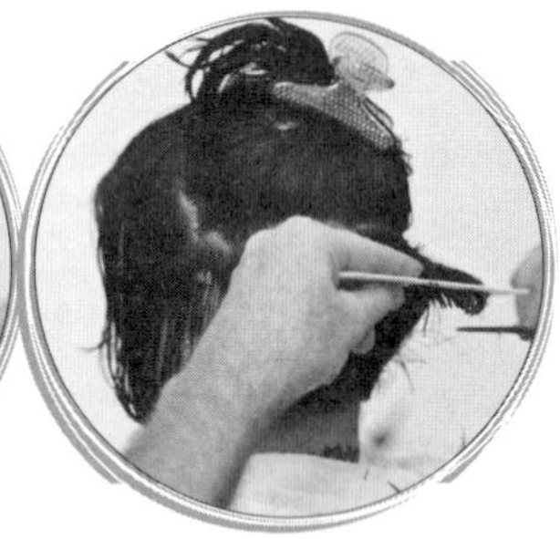

Com o cabelo molhado, prenda a parte superior, deixando solta apenas a mecha mais próxima à nuca, e comece a cortar, mantendo essa mecha no ângulo de 90º.

Da parte do cabelo presa no alto da cabeça solte mechas, uma a uma, e corte-as, sempre em 90º. Faça isso primeiramente na parte de trás e depois nas laterais.

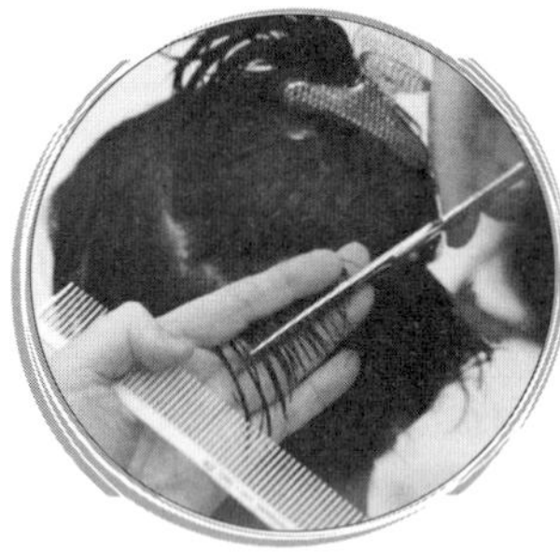

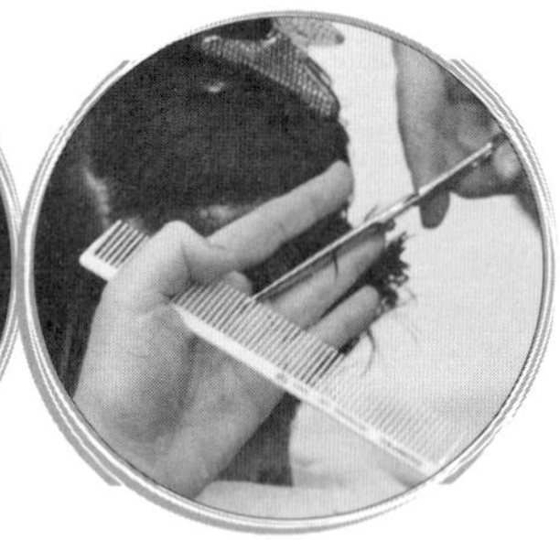

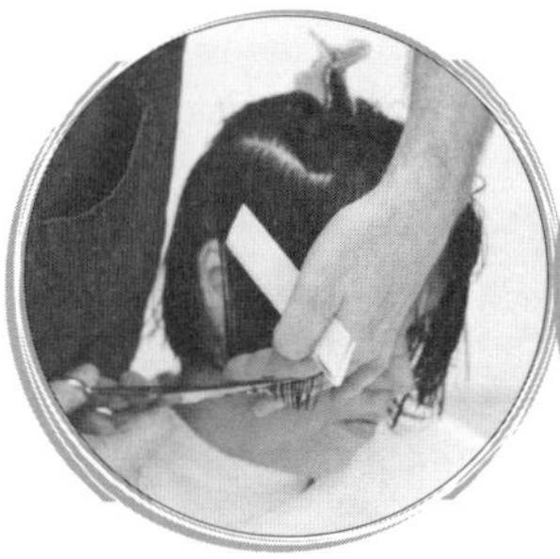

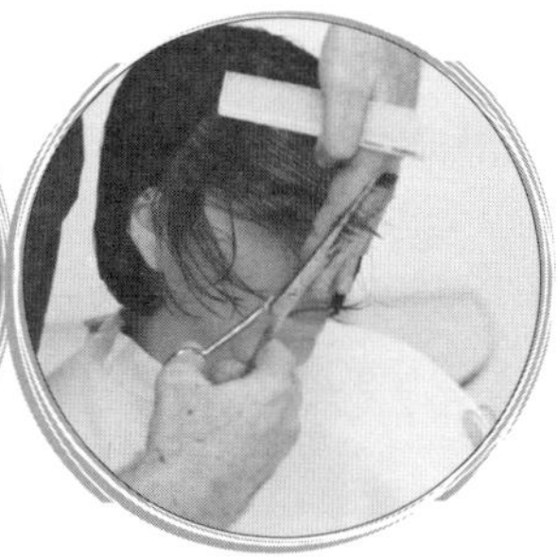

Agora, acerte a mecha da frente com as laterais, na altura da ponta do nariz.

É hora do acabamento. Com todas as mechas soltas e cortadas, faça os acertos necessários.

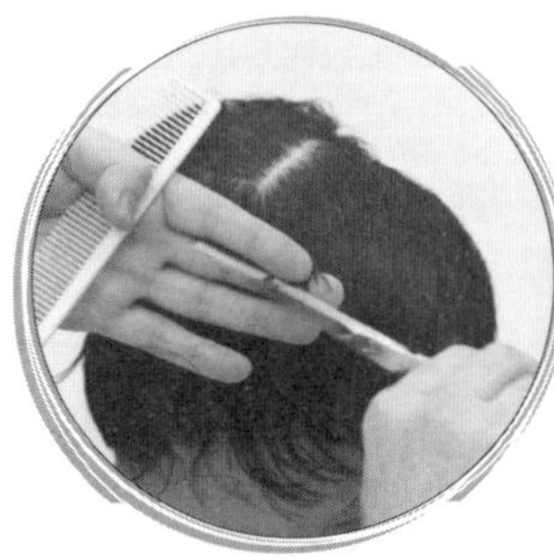

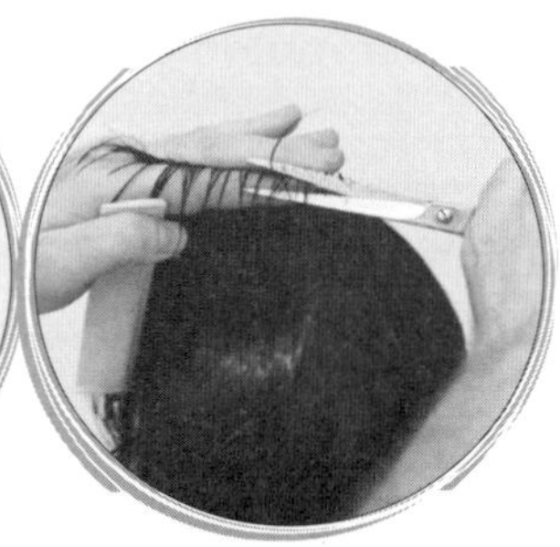

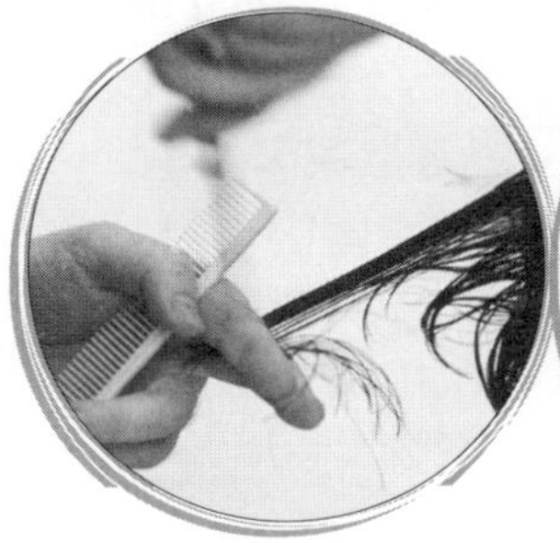
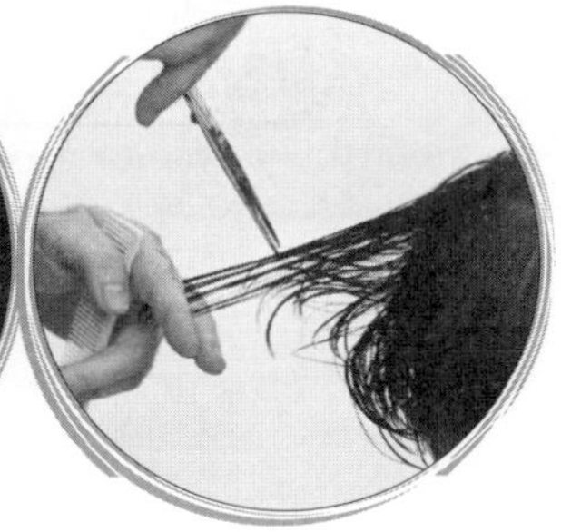

Por último, desfie as pontas. Uma boa opção para finalizar pode ser a secagem.

Secagem

A secagem começa na nuca e vai em direção à parte da frente do cabelo. Com movimentos suaves, jogue o jato do secador sobre as mechas, ajudando a modelar com a outra mão.

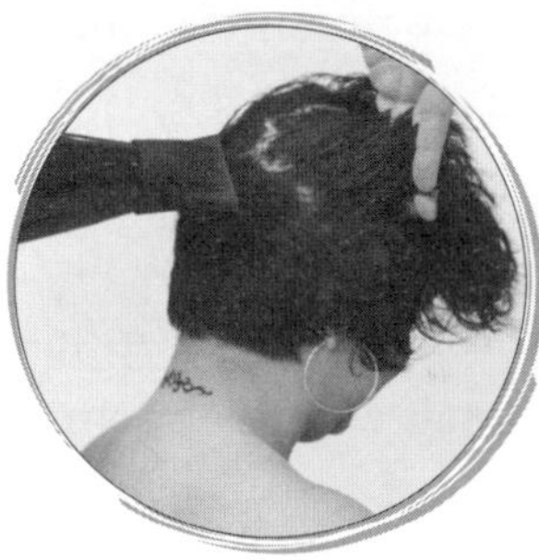
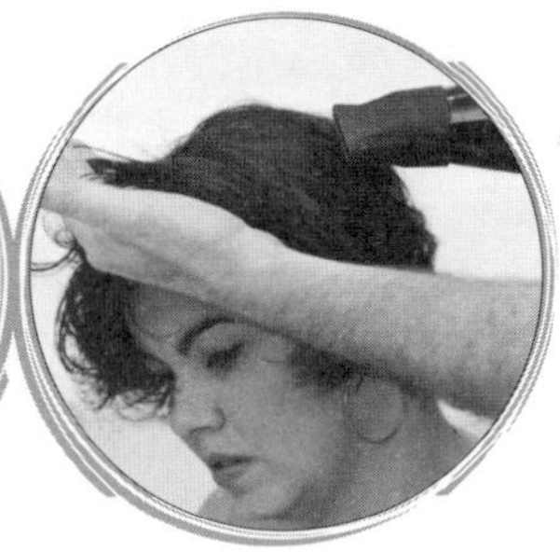

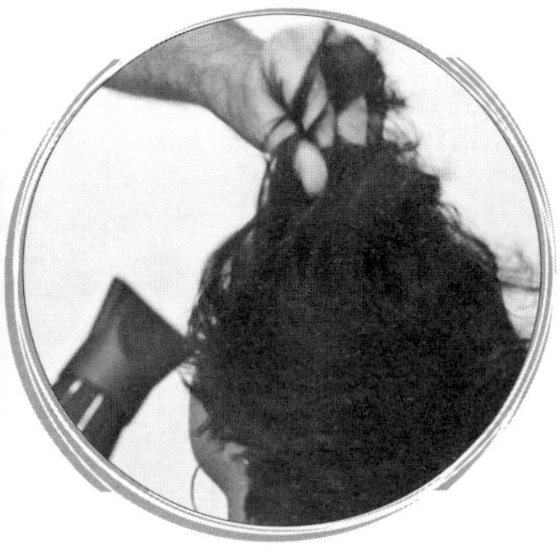

Com o cabelo quase seco a secagem é finalizada, ainda enfatizando o movimento das mechas no sentido da nuca e do alto da cabeça em direção à frente.

Secagem completa, o resultado é um cabelo com volume, movimento, raiz solta. O movimento das mechas na parte de trás do cabelo confere a característica essencial do corte *à la garçonne*: feminilidade.

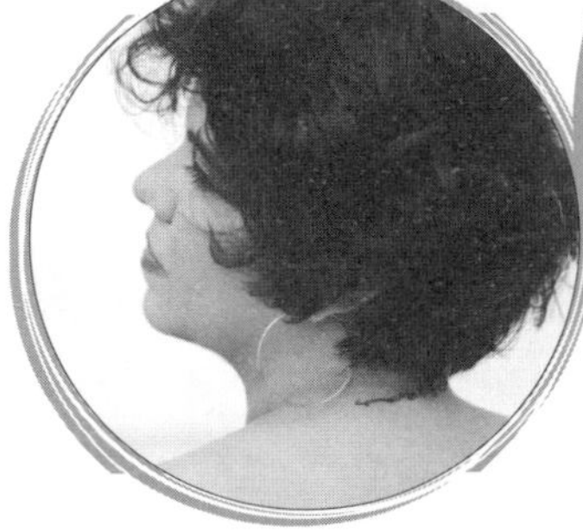
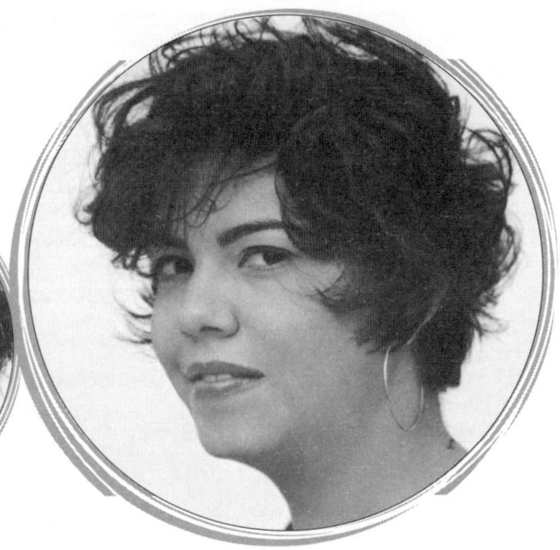

Tamanho M
o que você precisa saber sobre os cortes médios

| O corte médio em fio reto é uma das opções de corte com mais potencial de variação de estilos. Quando as pontas são levemente desfiadas, por exemplo, o visual adquire juventude e leveza. Basta levantar a ponta e picotar na diagonal aleatoriamente.

| O corte médio em fio reto funciona para cabelos lisos, ondulados e crespos.

| O chanel médio é um dos campeões na preferência das consumidoras, principalmente as mais conservadoras. E permite muitas variações de franja, que rejuvenescem o visual.

| Um dos cabelos médios que virou referência internacional é o corte em camadas da supermodelo Gisele Bündchen. É um corte em *degradé* na parte frontal, com comprimento reto e franja até a altura do nariz.

| Para cabelos indefinidos, nem crespos nem ondulados, uma boa opção é um corte picotado, que define os cachos e controla o volume.

| Picotar o cabelo médio na lateral frontal, próximo ao rosto, dá balanço e movimento a qualquer tipo de cabelo, mesmo os cacheados.

| Todos os tipos de cabelos se adaptam ao comprimento médio. Até mesmo os mais armados e rebeldes ficam bem na altura dos ombros, dependendo do estilo do corte e dos produtos finalizadores do penteado. Modeladores e intensificadores de cachos são ótimos para os ondulados e crespos. Já os volumizadores melhoram a textura dos finos.

| Os médios se adaptam a qualquer característica facial. E, com o desfiado ou a franja certos, suavizam expressões fortes, testas muito altas, narizes grandes ou traços arredondados.

Corte médio reto

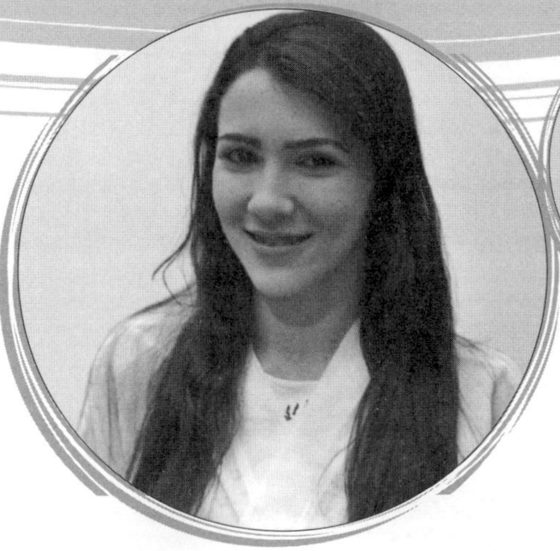

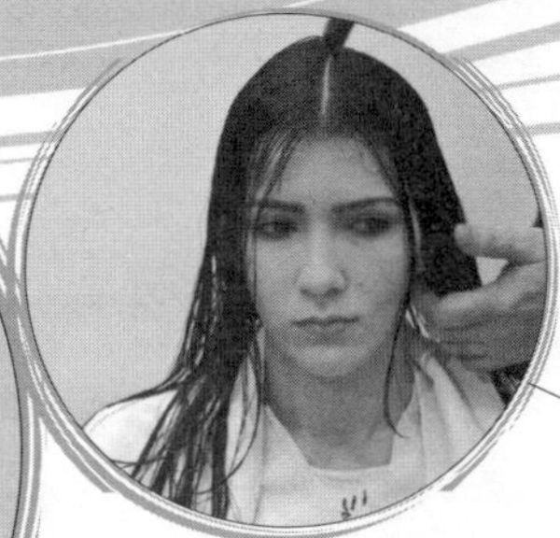

Antes do corte, o cabelo deverá ser molhado e penteado.

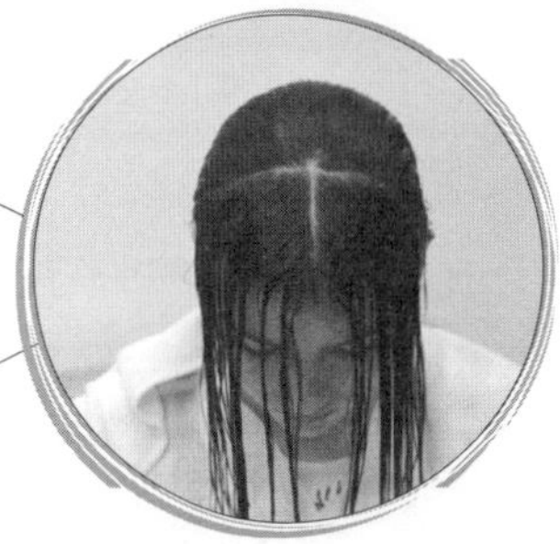

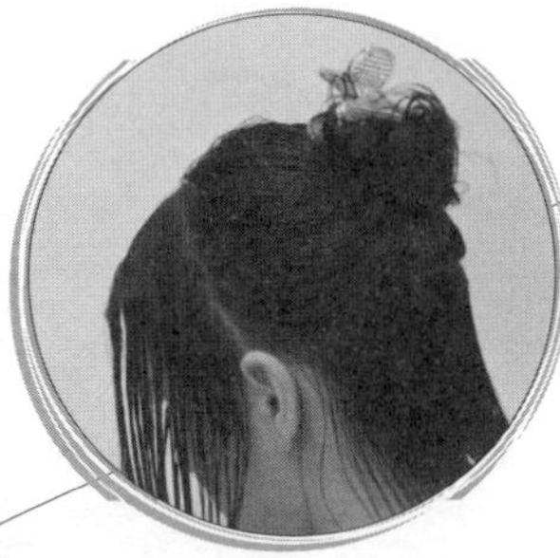

Divida o cabelo em três partes: duas laterais frontais e uma no alto da cabeça. A parte posterior é deixada livre para começar o corte.

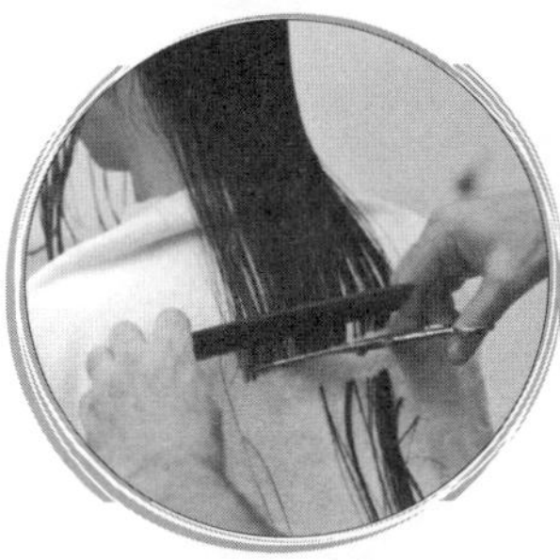

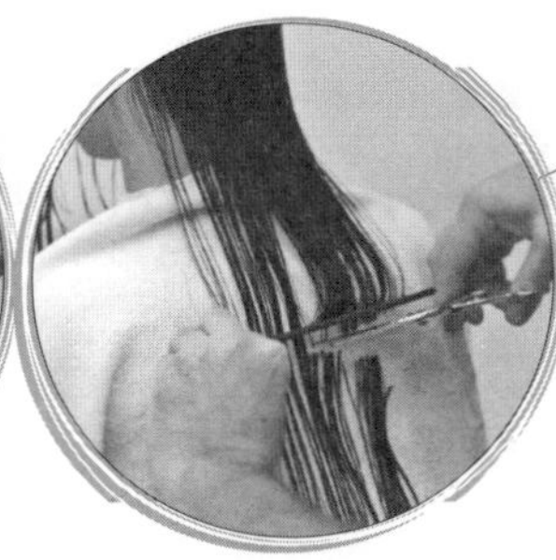

Corte no comprimento para fazer a base média do corte.

Corte a parte posterior, mecha a mecha, até igualar com a base.

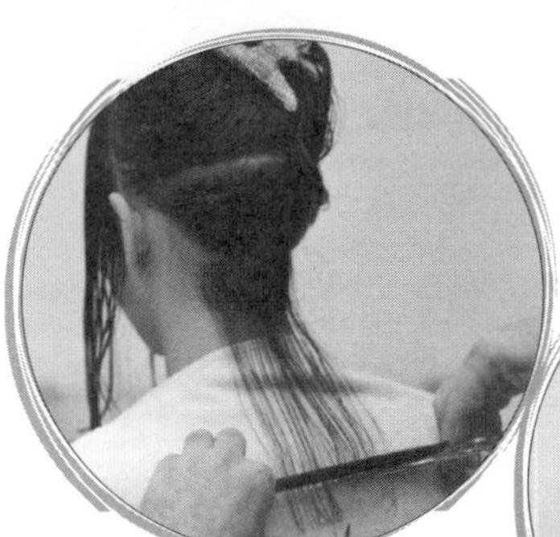

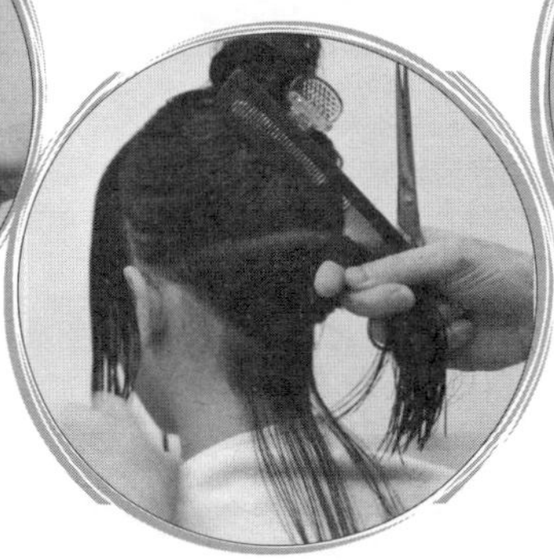

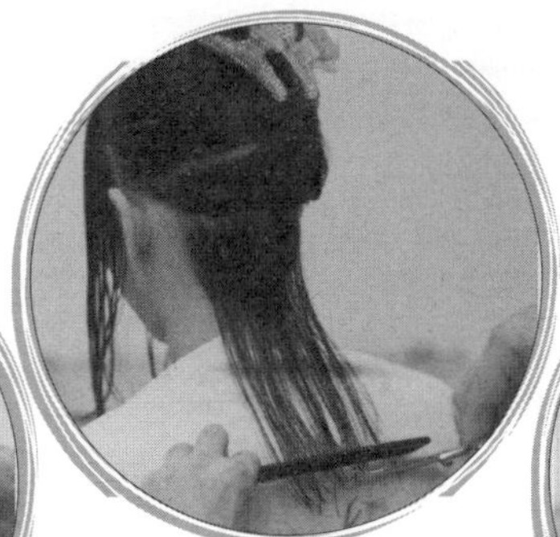

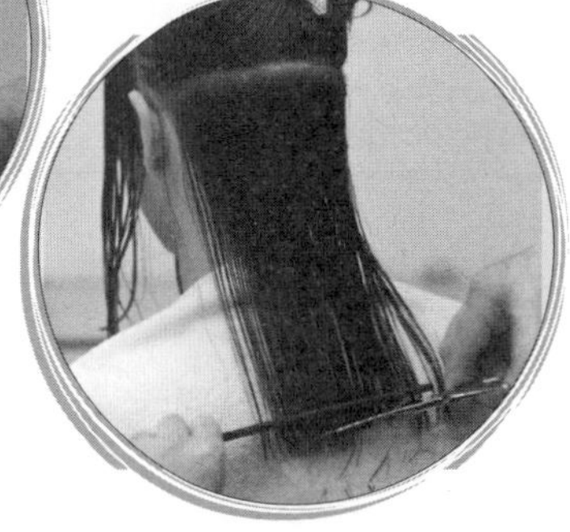

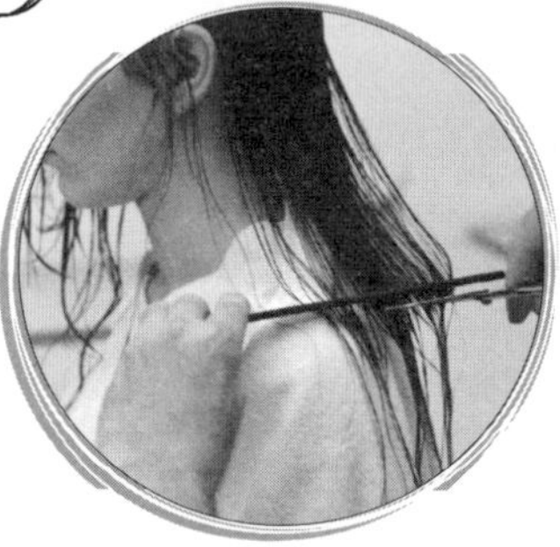

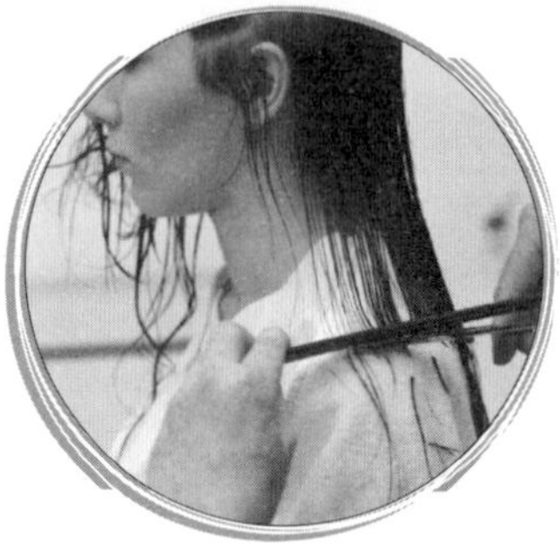

Corte agora as mechas laterais de modo a igualá-las com a parte posterior do cabelo.

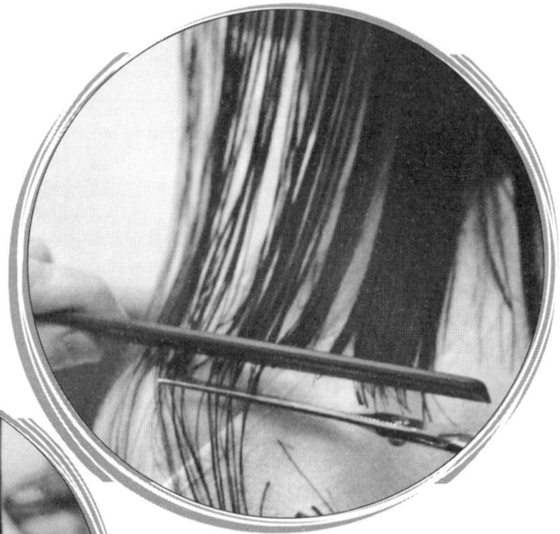

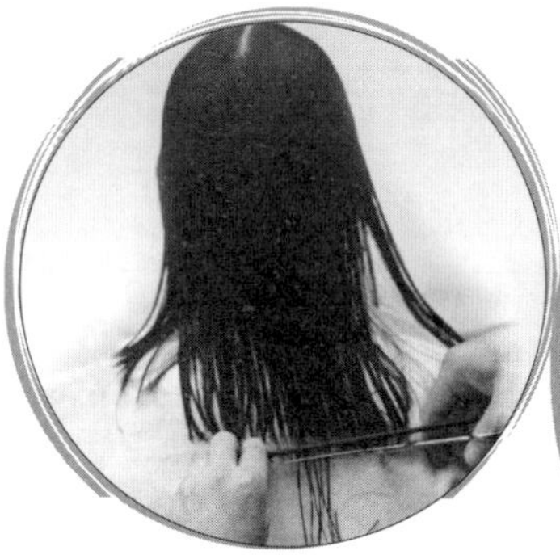

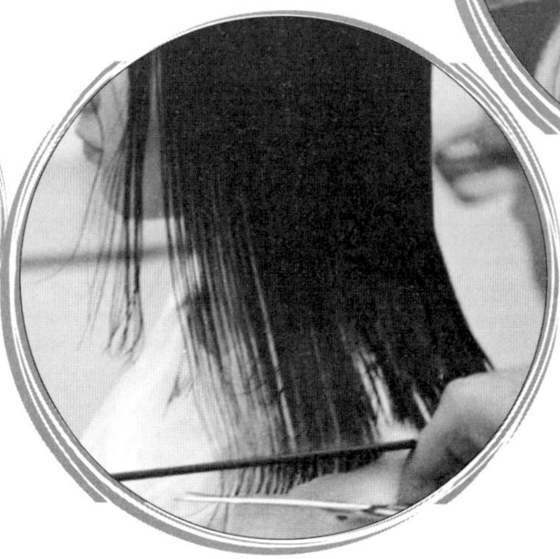

A seguir, vá soltando as mechas e repasse toda a volta do cabelo para igualar as pontas e acertar o comprimento médio reto.

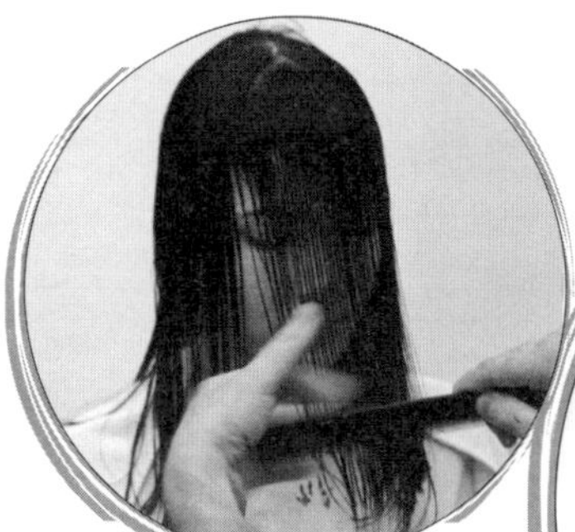

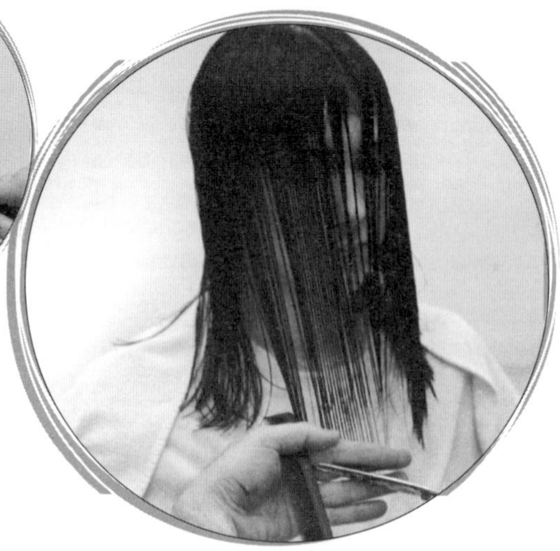

Depois de acertadas as mechas do alto da cabeça, corte a parte da frente, igualando o tamanho.

Divida em mechas o cabelo já cortado, deixando-o pronto para a secagem com secador e escova.

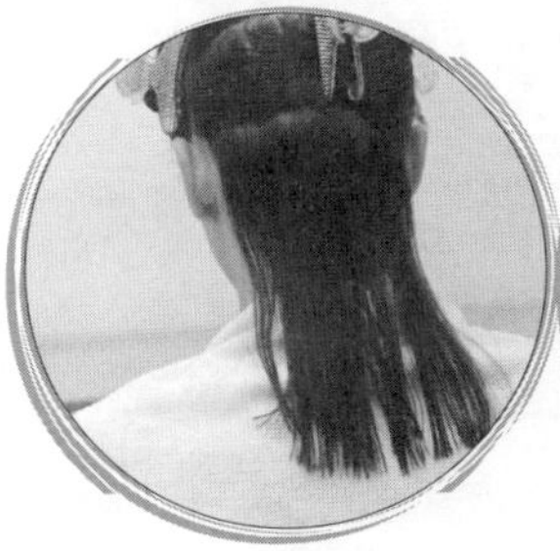
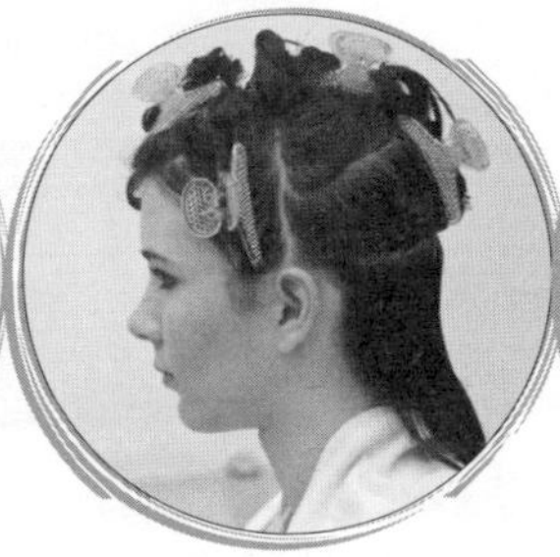
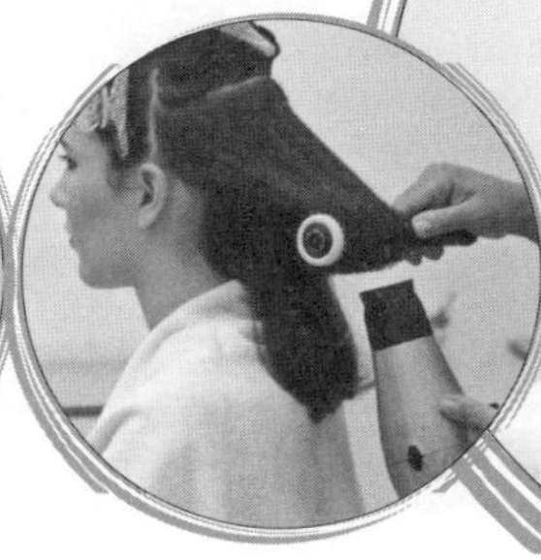
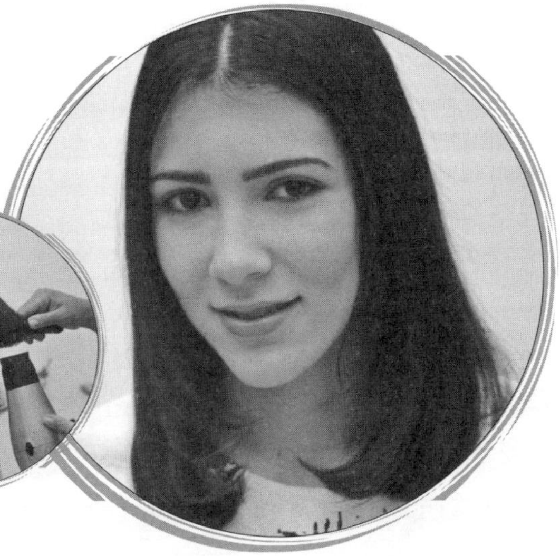

Finalização com *babyliss*

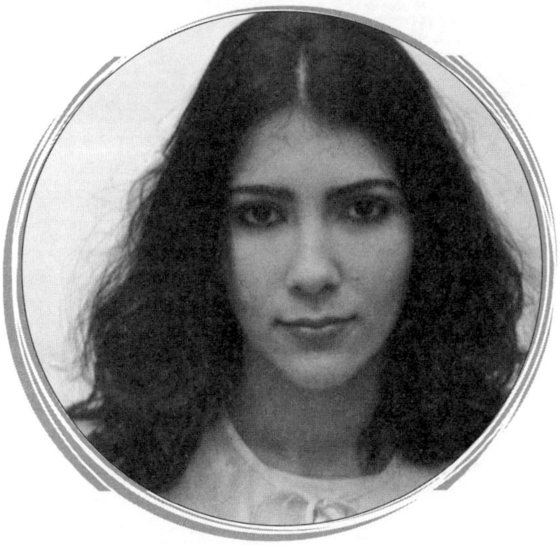

Para a finalização com *babyliss*, o cabelo deve ter sido secado antes apenas com o secador, sem escova.

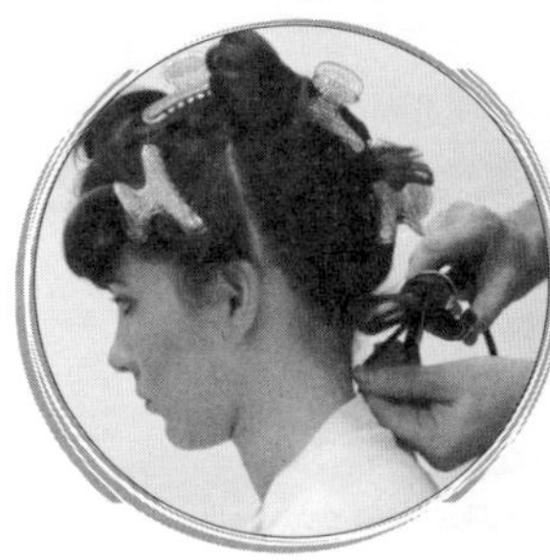
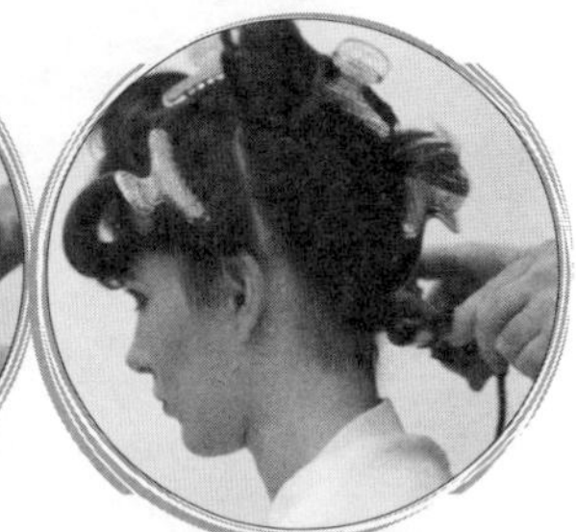
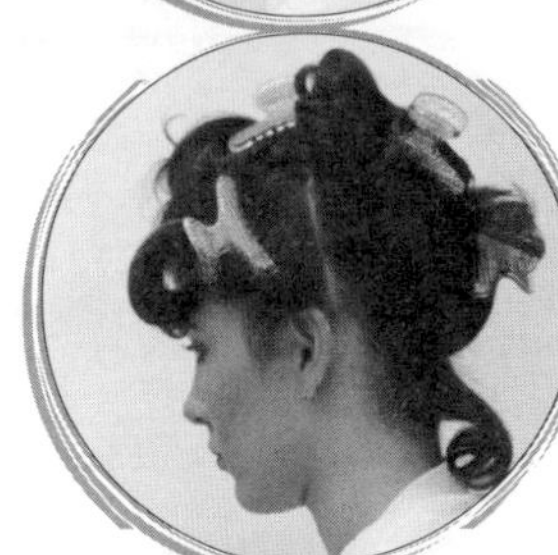
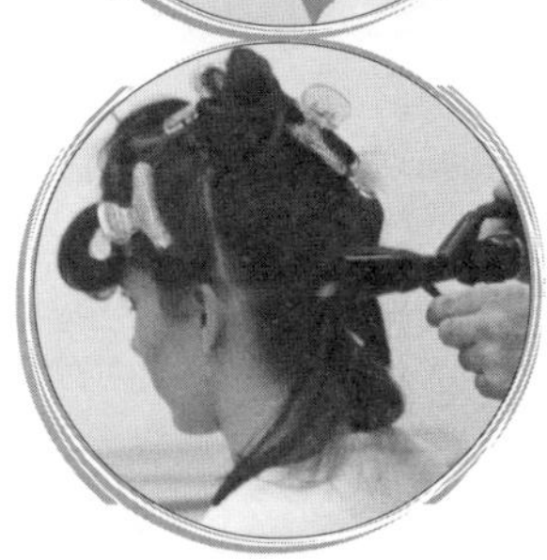

Depois de dividir todo o cabelo em mechas, comece pela parte posterior mais próxima à nuca. Deslize o *babyliss* pela mecha primeiro de forma reta, com as pontas para baixo, ou então em diagonal, para fazer o movimento ondulado ou de cachos, como preferir.

Use um jato de *spray* para fixar as mechas já trabalhadas pelo *babyliss*. Isso vai firmar o movimento deixado pelo ferro quente, acentuando o ondulado e os cachos.

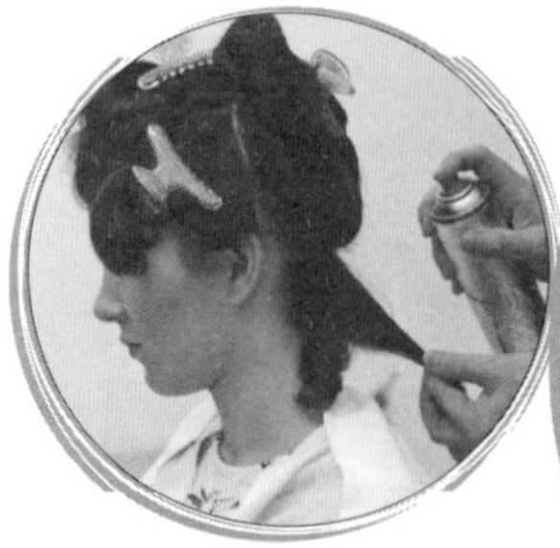

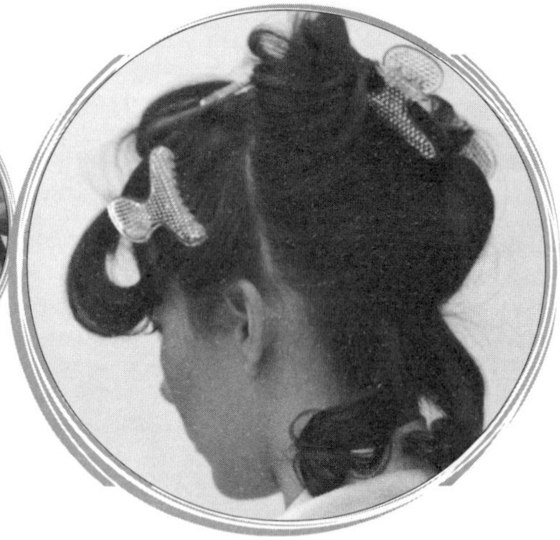

Cachos firmes revelam a nova textura do cabelo.

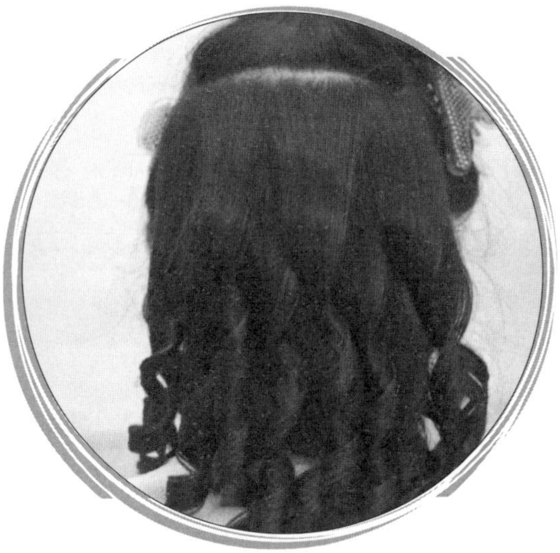

O mesmo movimento na parte lateral e da frente do cabelo acompanha o movimento de trás.

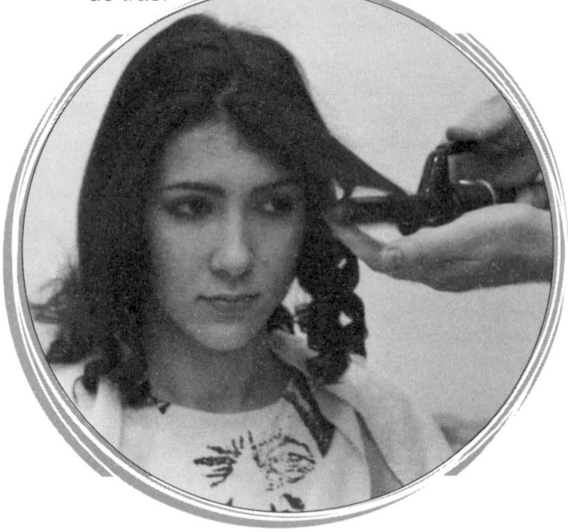

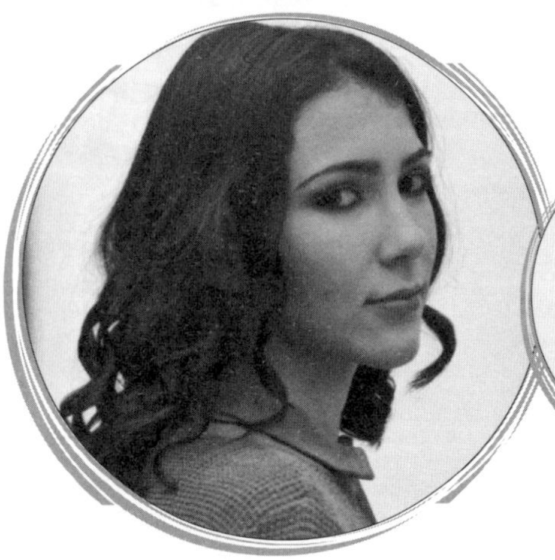

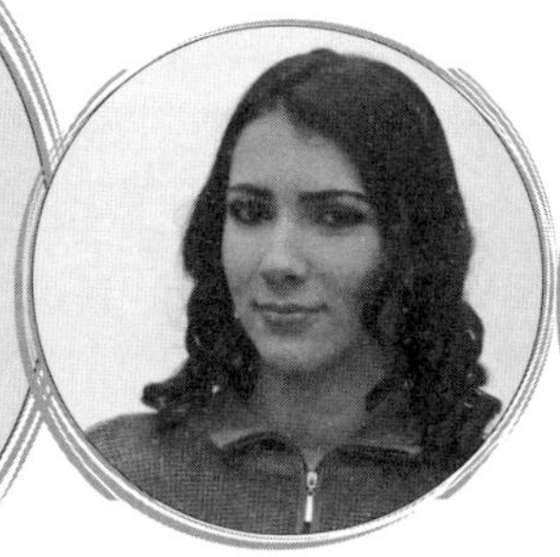

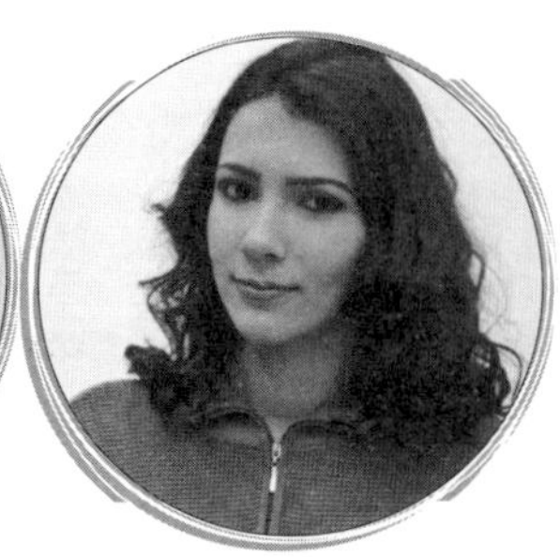

Finalização pronta e dois resultados: cachos mais marcados e ondulado mais solto.

Finalização com franja

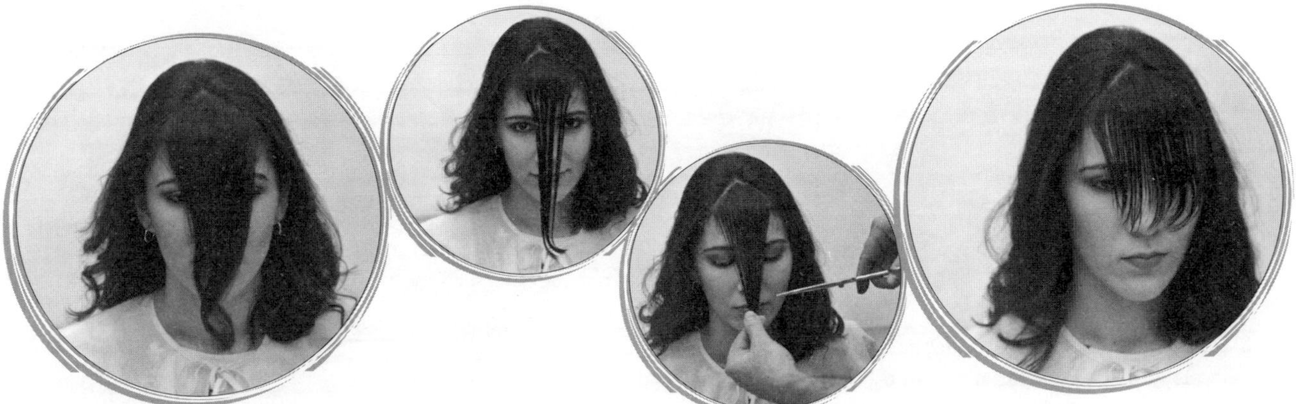

Separe a mecha frontal, molhe-a e corte na altura do nariz.

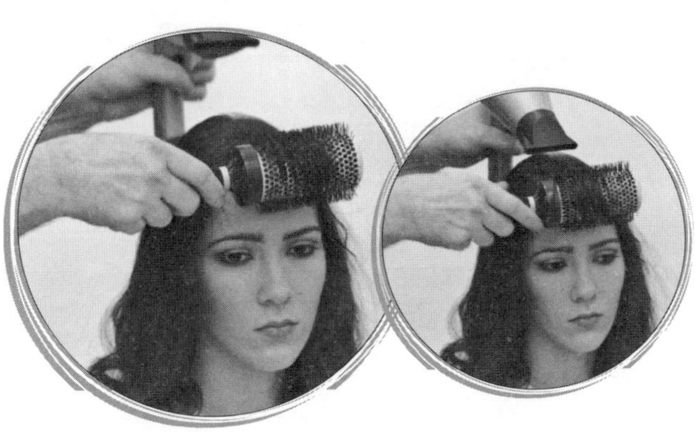

Com o secador e a escova, finalize a franja, acompanhando o estilo do corte. Aqui a escova utilizada é a de diâmetro maior.

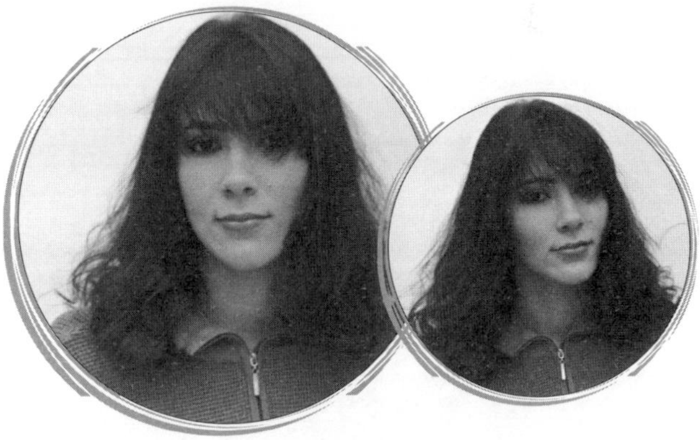

Pronto: mais um estilo para o cabelo médio reto, agora com franja longa e escovada.

Cachos, franja... Cada finalização proporciona um novo visual. Um coque solto e simples, por exemplo, pode ser executado com facilidade e tem grande efeito para os compromissos de última hora, como reuniões informais e coquetéis. Mas se for enfeitado por um acessório ou uma joia, pode virar a solução ideal para festas e casamentos. Importante: quanto mais hidratado e com brilho estiver o cabelo, mais bonito vai ficar o coque solto, que valoriza a textura dos fios. Experimente!

Coque solto

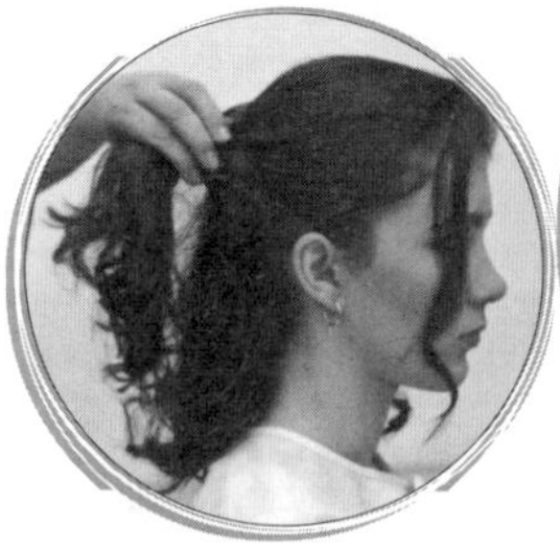

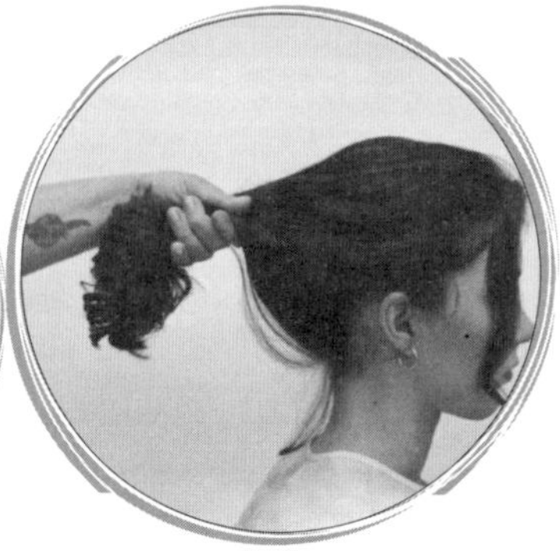

Para começar, separe duas mechas laterais, uma de cada lado, e puxe o restante do cabelo para trás.

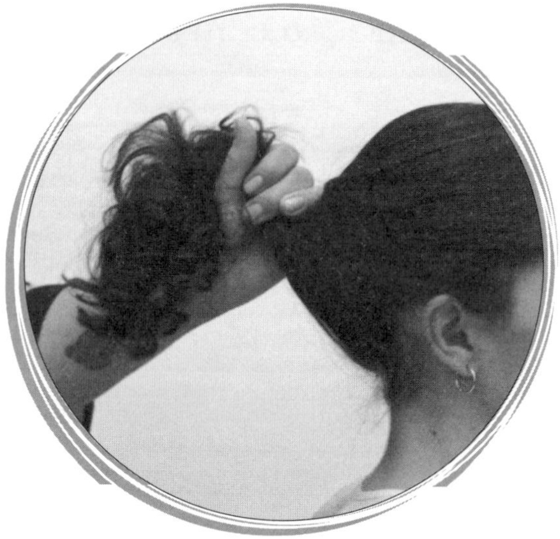

Segure o cabelo repuxado para trás, como se fosse fazer um rabo de cavalo de altura média.

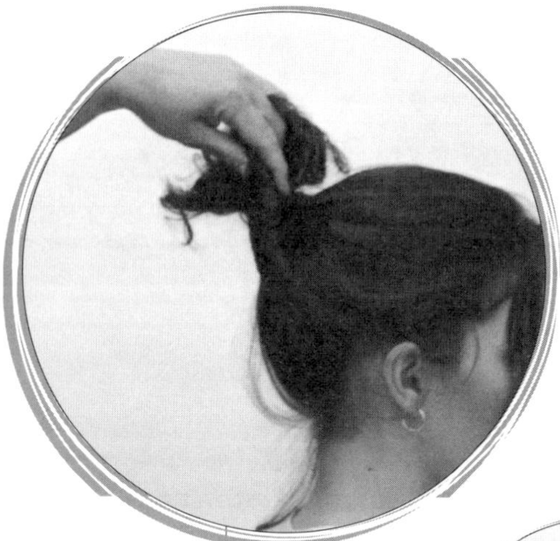

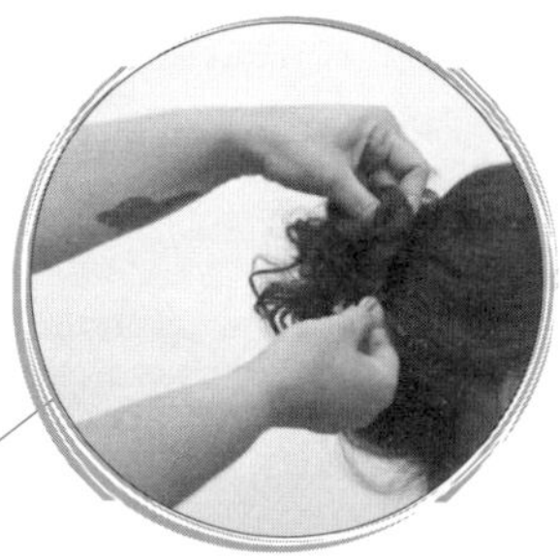

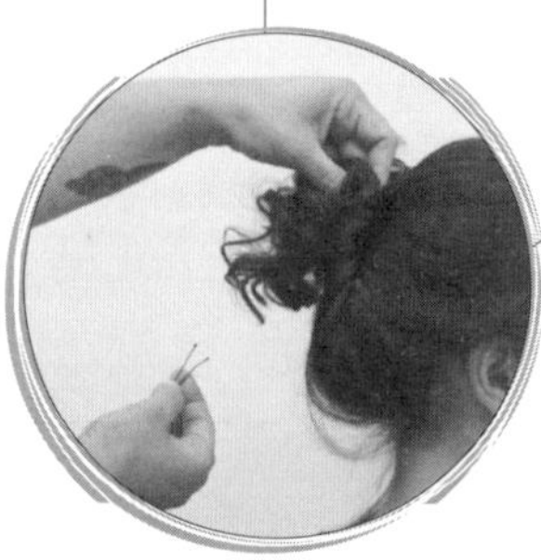

Comece a enrolar o cabelo em torno dele mesmo, prendendo com grampos, mas deixando a base frouxa e as pontas soltas.

Coque solto pronto: um visual jovem e elegante e uma boa opção de penteado.

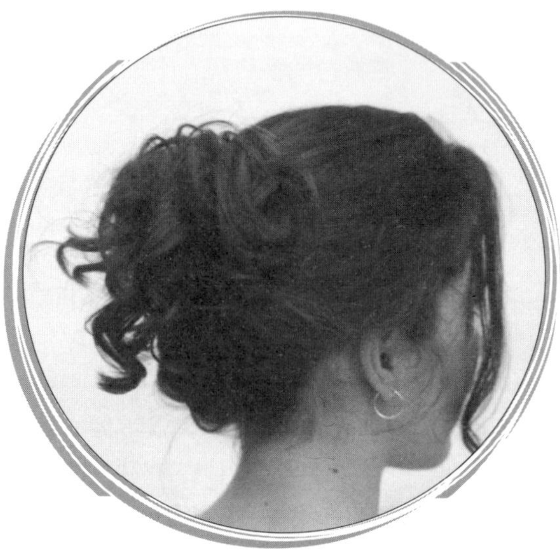

Tamanho G
o que você precisa saber sobre os cortes longos

| O comprimento longo é um dos mais ingratos para o cabeleireiro, já que, a não ser por variações do corte reto e em camadas e uma ou outra franja, pouco há a fazer, criativamente falando. A possibilidade para mudança é grande, mas em geral os clientes que usam cabelo longo são os mais avessos a ela, e vão ao salão somente para dar aquela mínima aparadinha nas pontas.

| As técnicas de corte para o cabelo longo e o médio são as mesmas (em camadas e reto), respeitando-se as proporções de um e de outro.

| Franjas em cabelos longos devem ser longas e jogadas para a lateral, de preferência, evitando a simetria perfeita, que condenaria o visual. Franjas mais curtas em cabelos longos são indicadas para os que têm algum estilo específico, como aqueles trabalhados com *babyliss*, por exemplo.

| É considerado cabelo longo aquele que vai do ombro até pelo menos o meio das costas; nesta era dos alongamentos e extensões, está se tornando aos poucos uma espécie em extinção, sendo substituído cada vez mais pelo médio, que nada mais é do que um cabelo longo menos radical.

| Cabelo longo é essencialmente um cabelo para jovens, e não costuma favorecer o visual de mulheres de 40 anos ou mais. Cabe ao cabeleireiro aconselhar suas clientes nesse sentido.

Veja as sequências de passo a passo do corte e de um penteado.

Corte longo reto

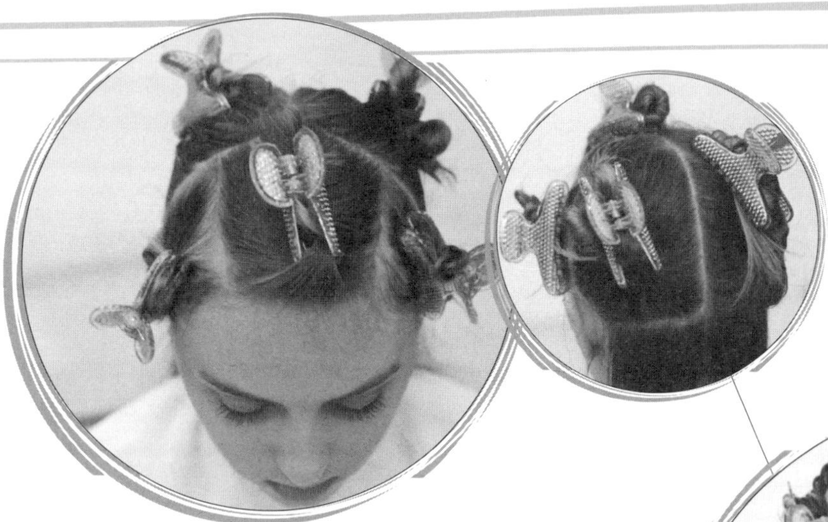

Primeiro passo: a divisão do cabelo molhado em mechas prepara os fios para o corte.

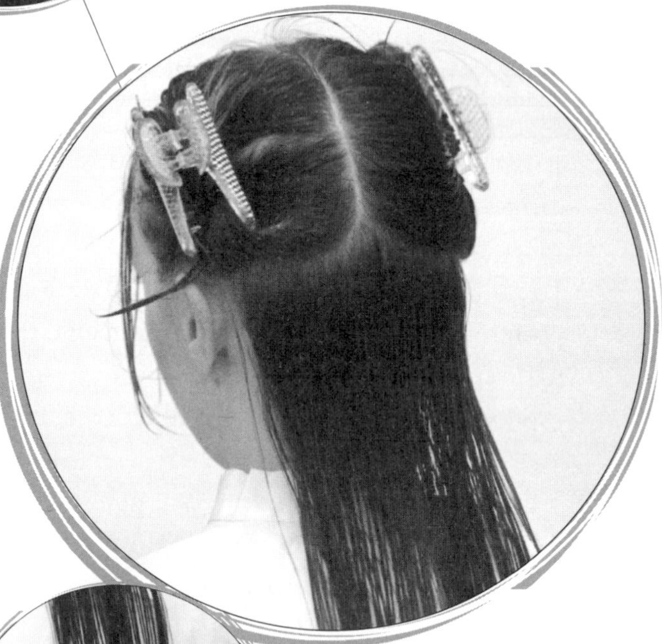

Solte as mechas da parte posterior, próximo à nuca, e comece a cortar o cabelo no comprimento desejado. Essa será a base do corte.

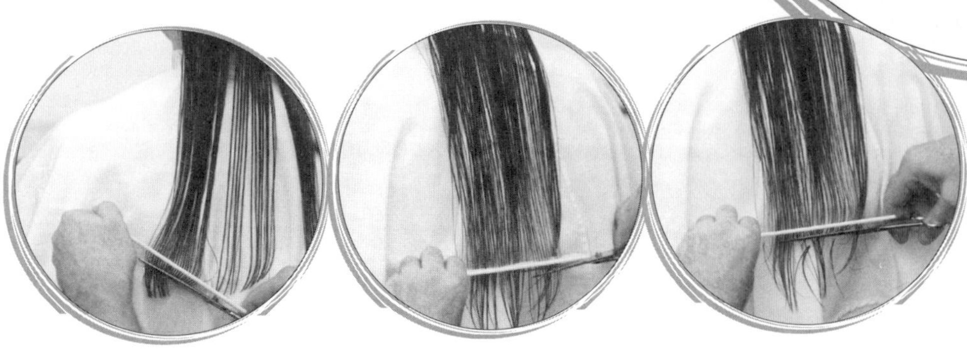

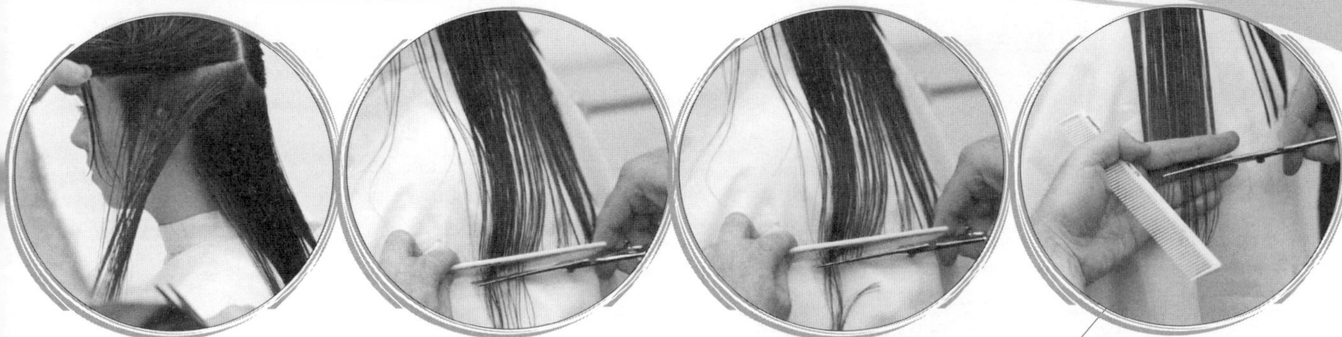

Agora solte e corte, uma a uma, as mechas laterais e da frente do cabelo, acompanhando o comprimento da base posterior até finalizar o corte.

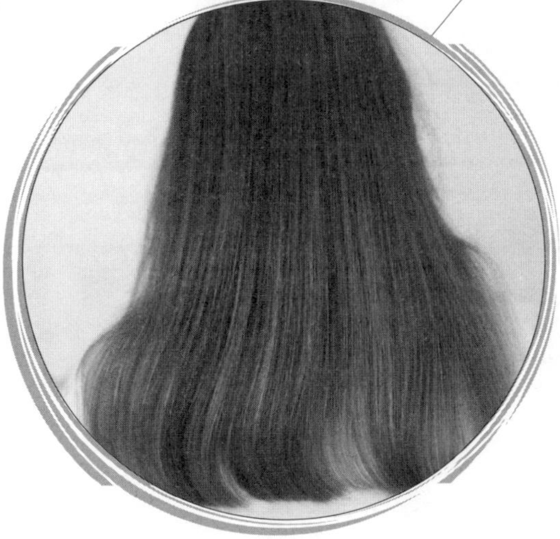

Corte pronto. Vistos de trás, os fios revelam harmonia.

Um cabelo longo, bem-tratado e bem-cortado é lindo, não resta dúvida. E haja artifício hoje em dia: pranchas, apliques, extensões... Mas um bom coque preso é imbatível. Difícil encontrar uma mulher que não queira (ou precise) um dia experimentar. Resta então conhecer bem a variedade de técnicas e, principalmente, ser craque em esconder grampos, muitos grampos, atrás do coque.

Coque preso

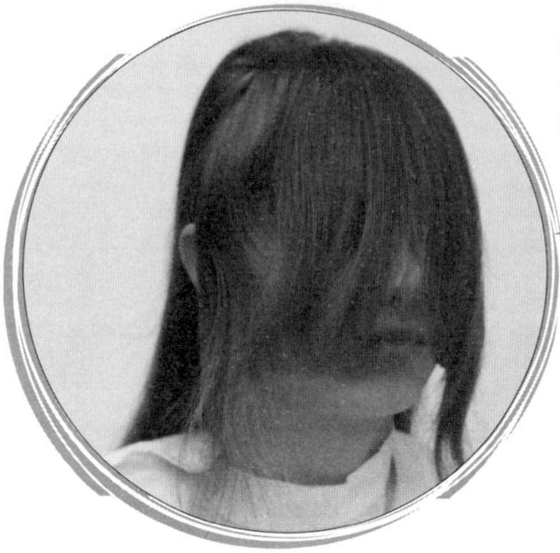

Separe o cabelo no meio da cabeça, jogando parte dele para a frente.

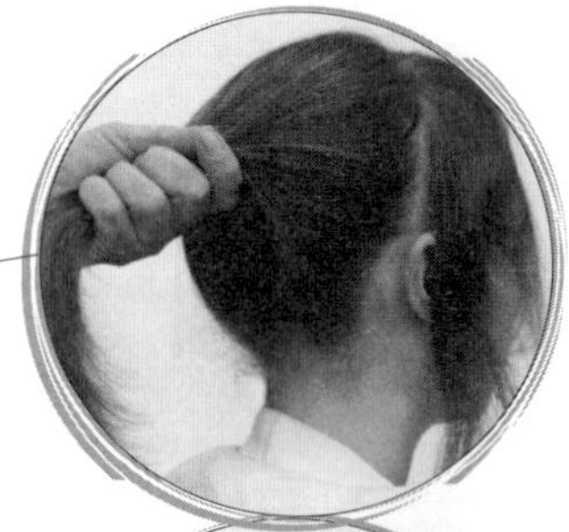

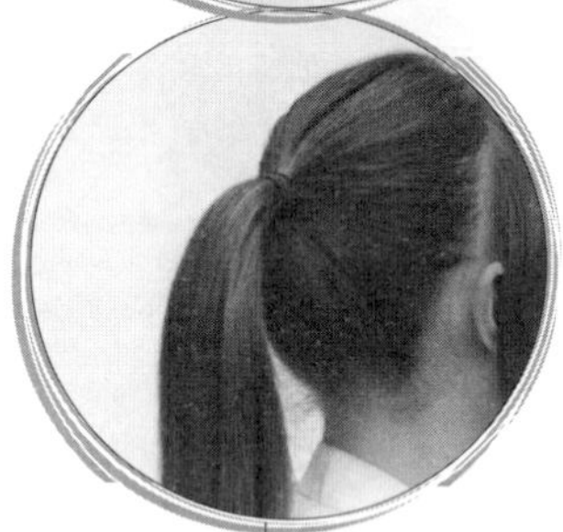

Com o cabelo solto na parte de trás, faça um longo rabo de cavalo, bem penteado, no alto da cabeça (mas não muito alto) e prenda ao final com elástico.

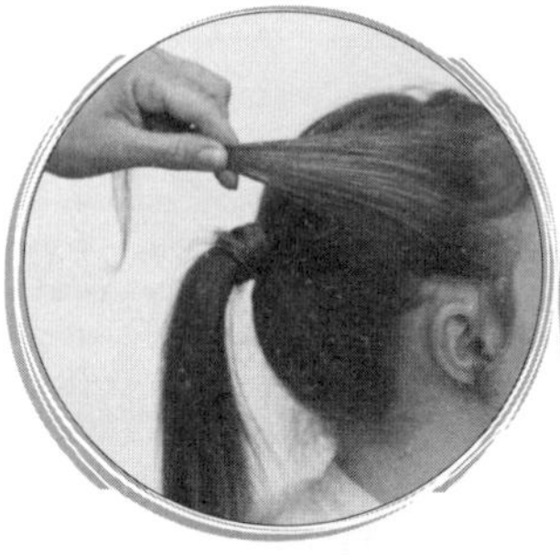

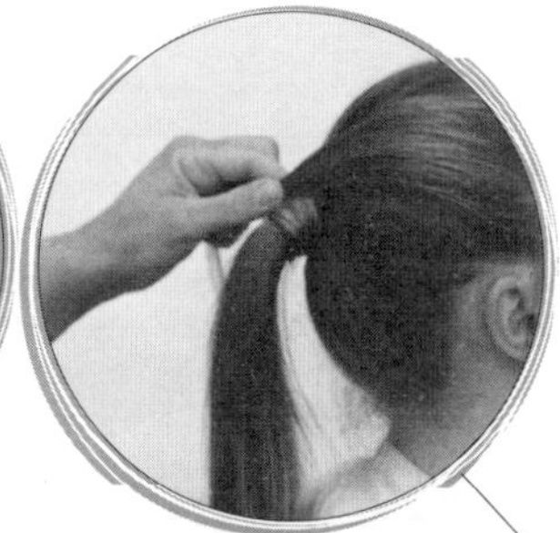

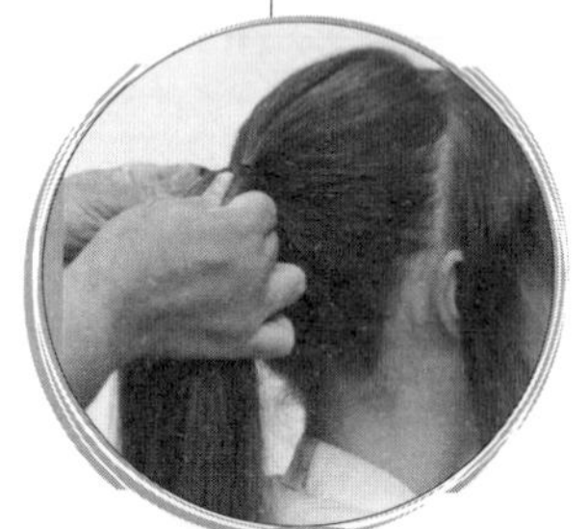

Em seguida, puxe uma mecha das laterais do rabo de cavalo, enrolando-a cuidadosamente por cima do elástico para fazer o acabamento. Ao final, prenda a mecha com um grampo o mais discreto possível.

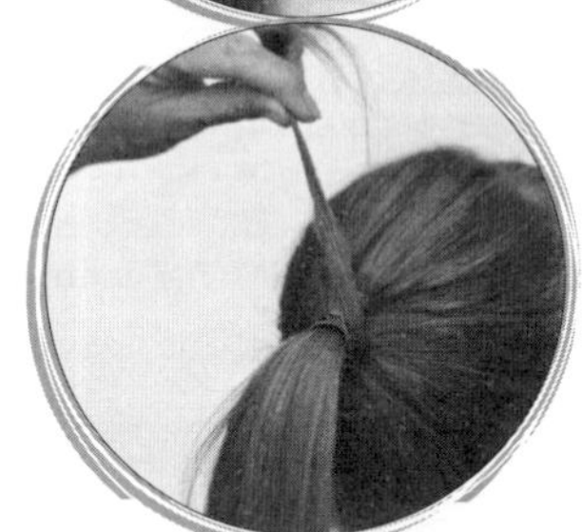

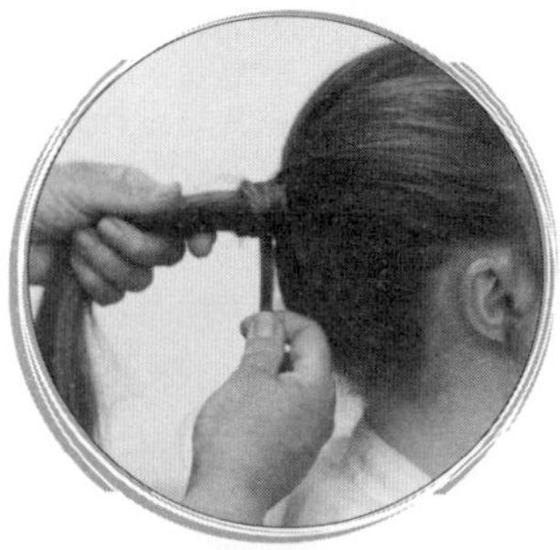

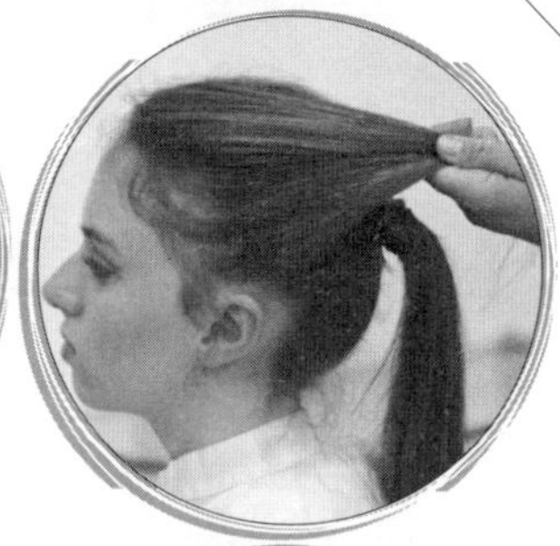

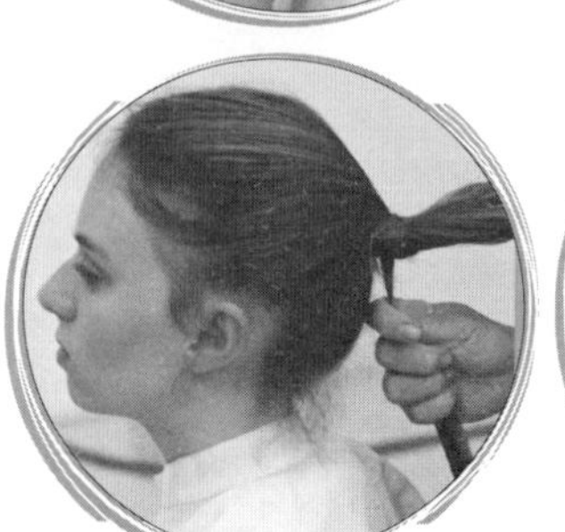

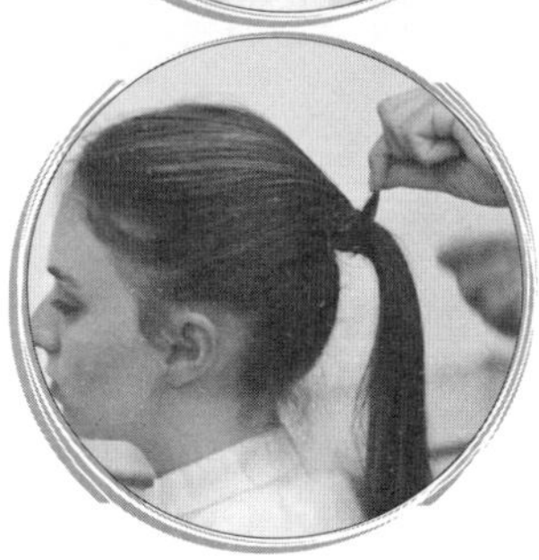

Agora é a vez das mechas que ficaram soltas na frente. Puxe-as cuidadosamente até serem presas também ao rabo de cavalo da mesma forma: enroladas em volta do elástico.

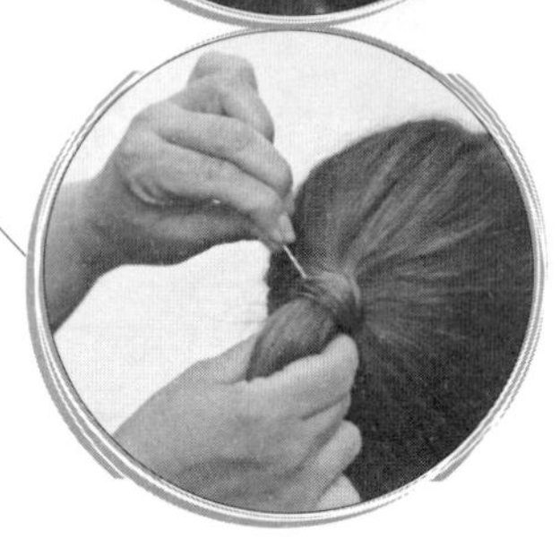

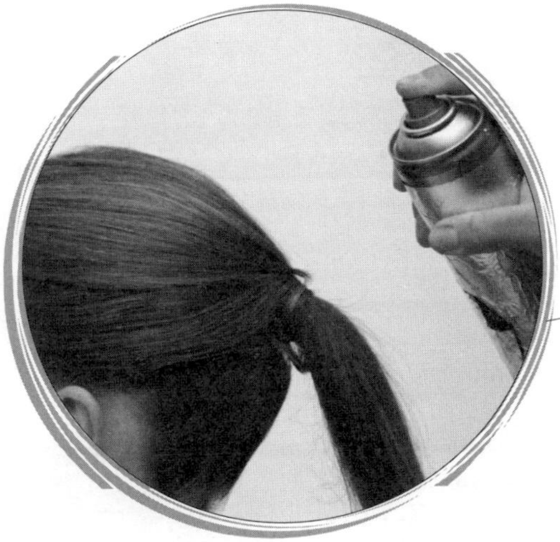

Um jato de *spray* sobre o rabo de cavalo e a parte da frente do cabelo garante a melhor finalização.

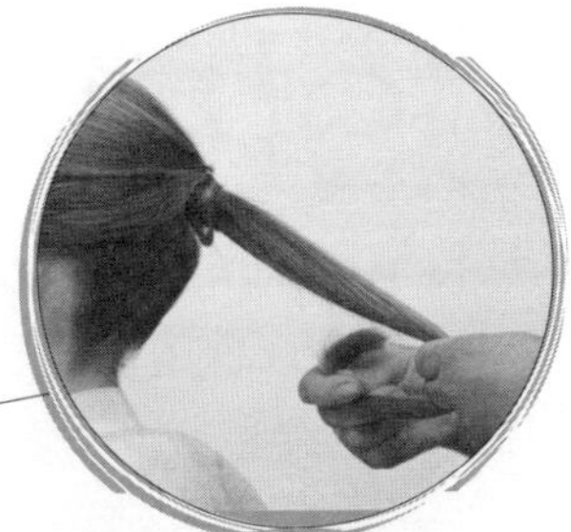

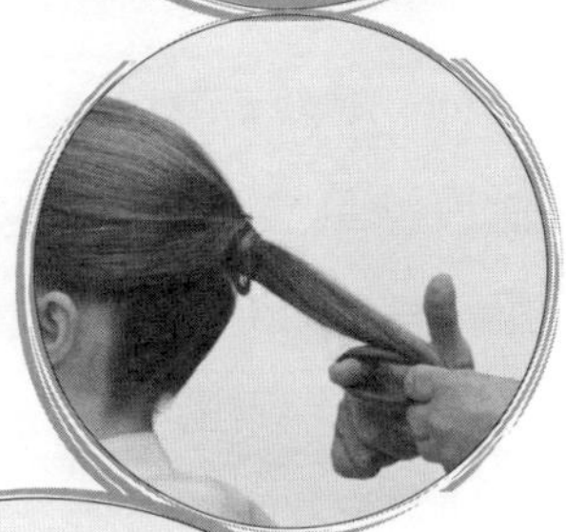

Agora, a longa mecha que se tornou o rabo de cavalo vai sendo enrolada com os dedos – a ponta virada para dentro – até chegar ao acabamento.

Um grampo cuidadosamente colocado na parte de baixo do rabo de cavalo arremata o coque.

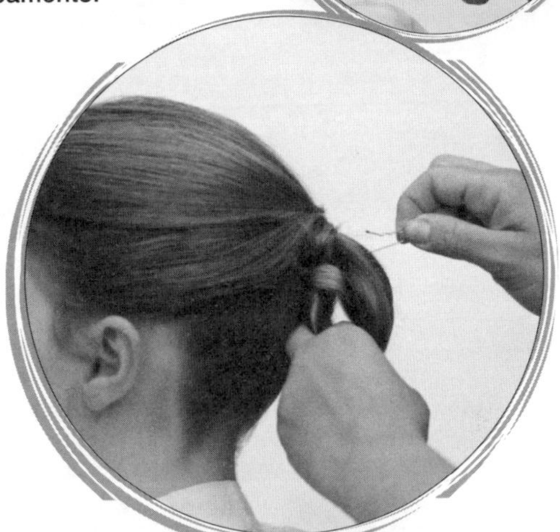

Abra com cuidado as mechas laterais do coque para dar um formato mais arredondado.

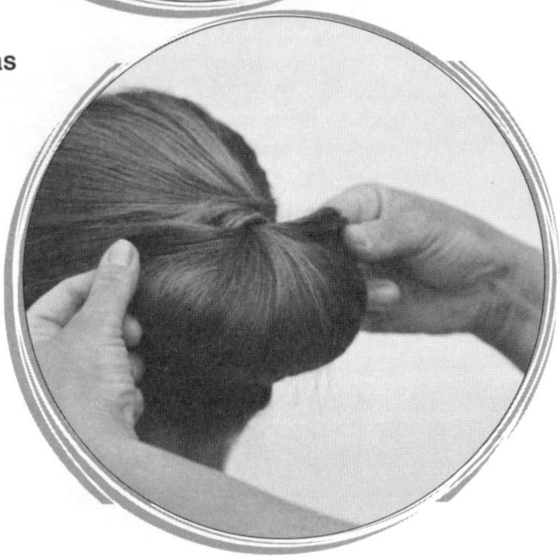

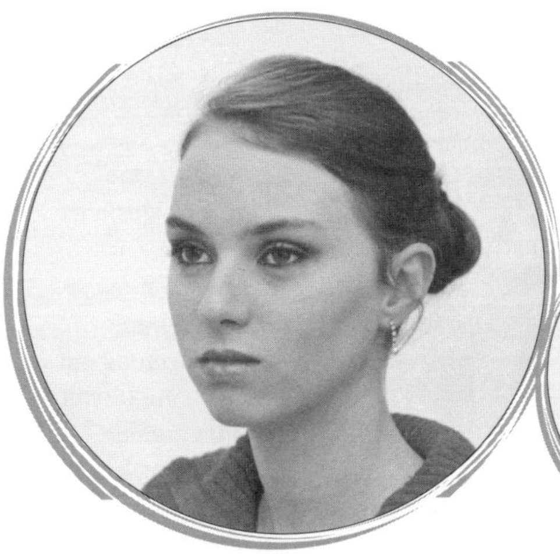

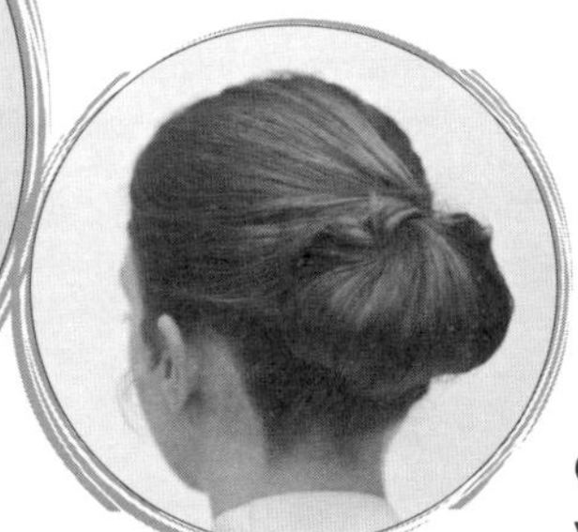

Coque pronto, visual clássico.

Corte em camadas

As etapas desse tipo de corte são as mesmas para os tamanhos curto (P), médio (M) e longo (G). Veja a seguir o passo a passo em um cabelo longo.

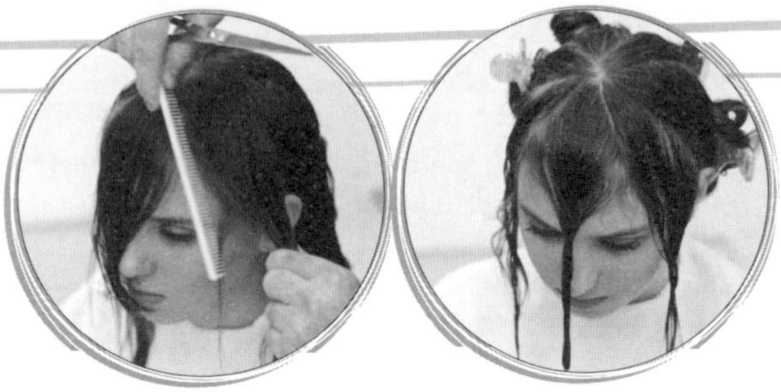

Divida o cabelo, previamente molhado, em sete partes, formando triângulos: um na frente, dois nas laterais antes das orelhas, dois nas laterais atrás das orelhas e dois na parte de trás da cabeça.
Observação: essas mechas podem ficar presas ou soltas, como for mais confortável para o cabeleireiro.

Determine o comprimento das mechas, começando pela da frente, e corte as pontas.

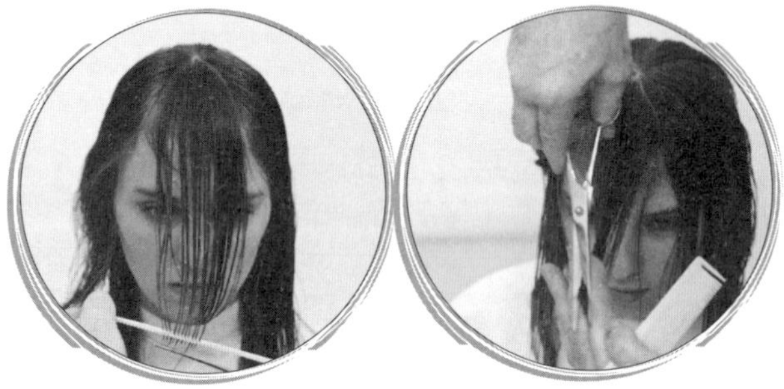

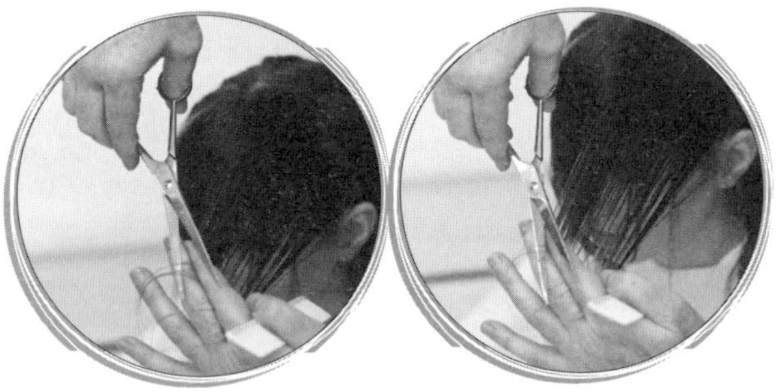

Puxando as mechas das laterais para a frente, em diagonal, acerte o corte no comprimento desejado, juntando cada nova mecha à anteriormente cortada.

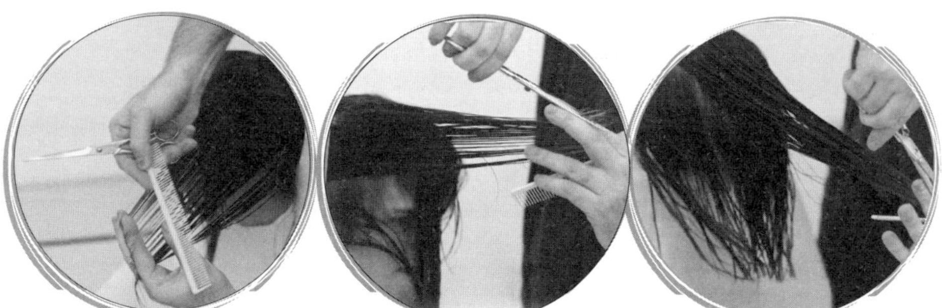

As mechas das laterais posteriores da cabeça recebem o mesmo procedimento, sendo cortadas em diagonal em toda a volta da cabeça.

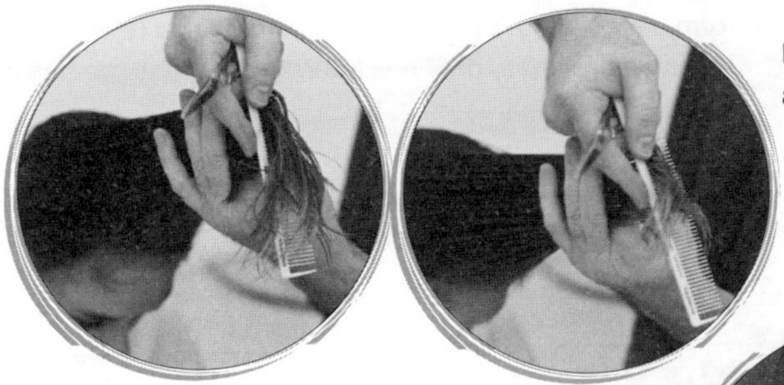

Para finalizar o corte, acerte as pontas juntando todas as mechas no alto da cabeça.

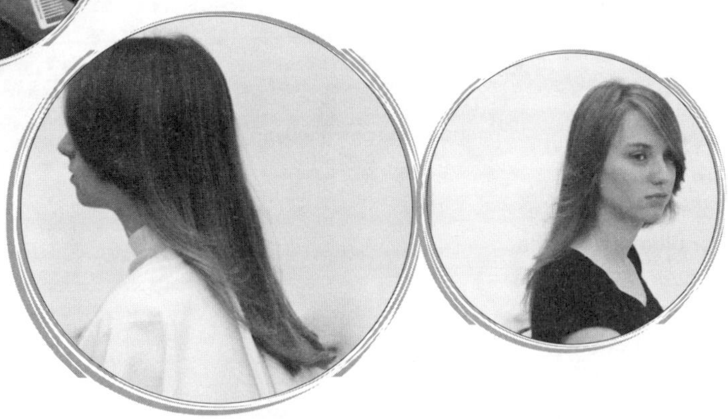

Resultado do corte e da secagem com secador e escova.

Secagem

Atualmente tem sido muito usada a secagem com as mãos. Isso dá uma aparência mais solta e desestruturada para o corte em camadas.

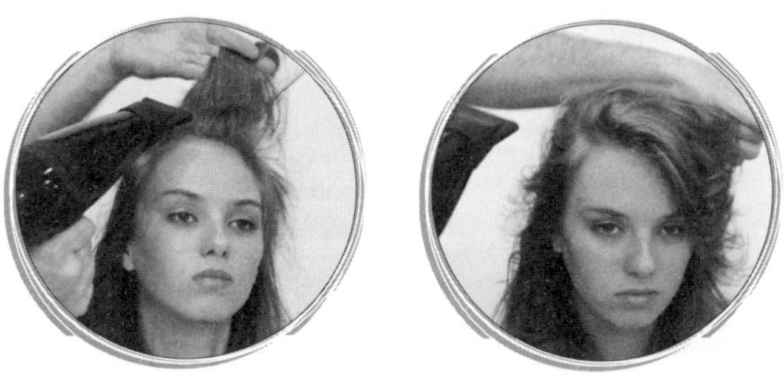

Seque as mechas da frente uma a uma e, com a ajuda do jato do secador e das pontas dos dedos, misture-as ao restante do cabelo.

Do alto da cabeça até a parte posterior, perto da nuca, o movimento dos dedos no ar quente do secador vai modelando as camadas.

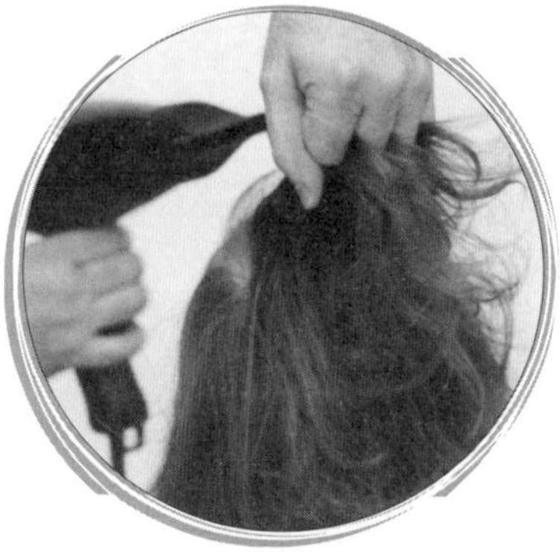

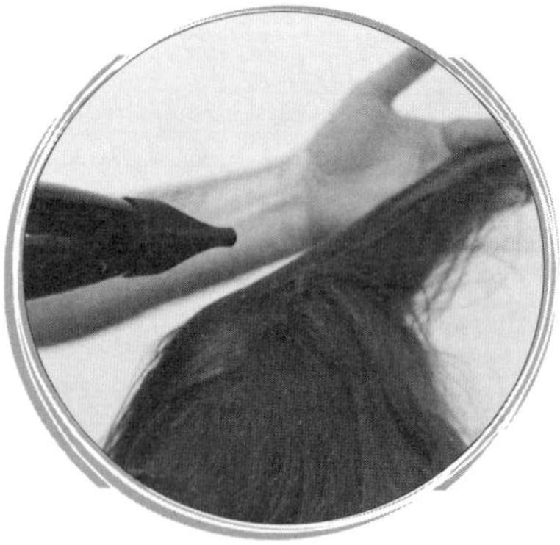

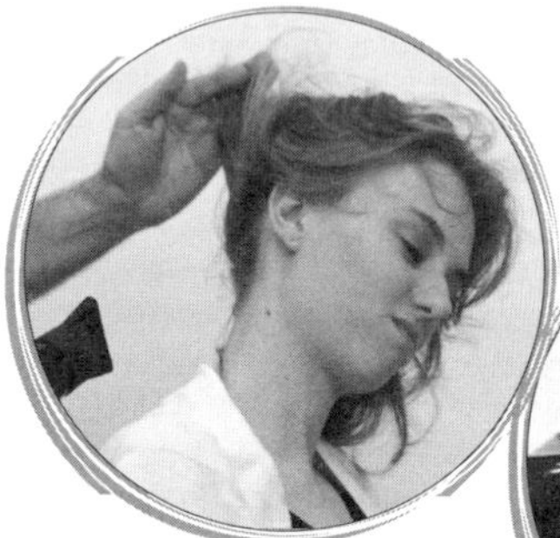

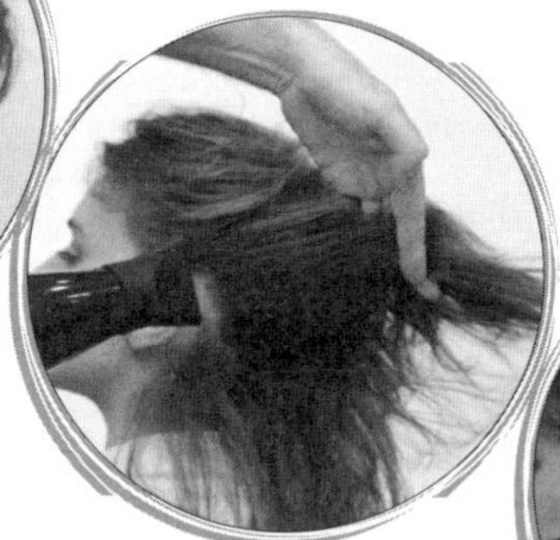

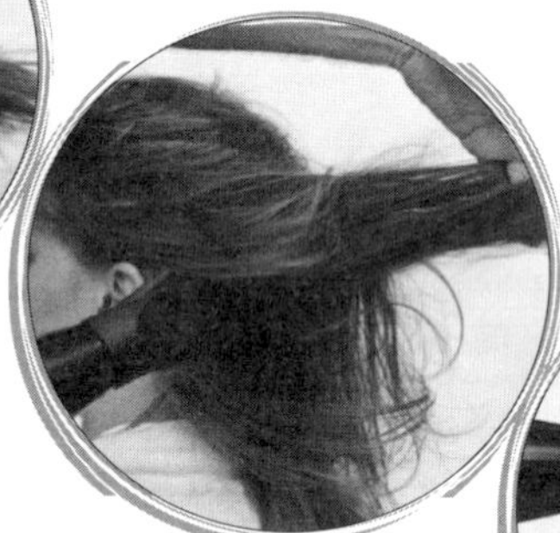

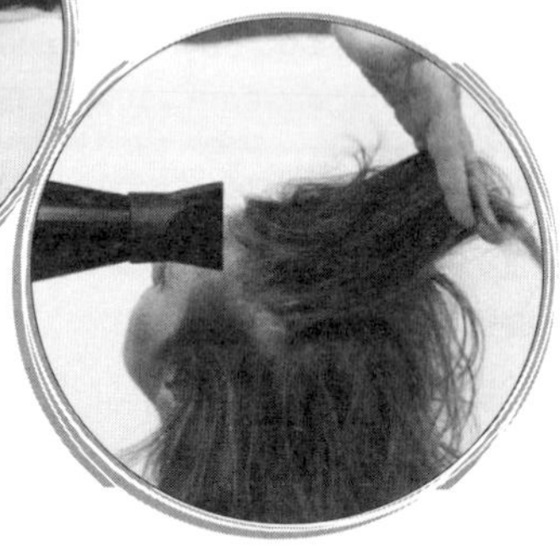

Em seguida, as camadas laterais e, por último, a mecha frontal. Com a ajuda do movimento dos dedos, todas vão sendo modeladas pelo jato do secador.

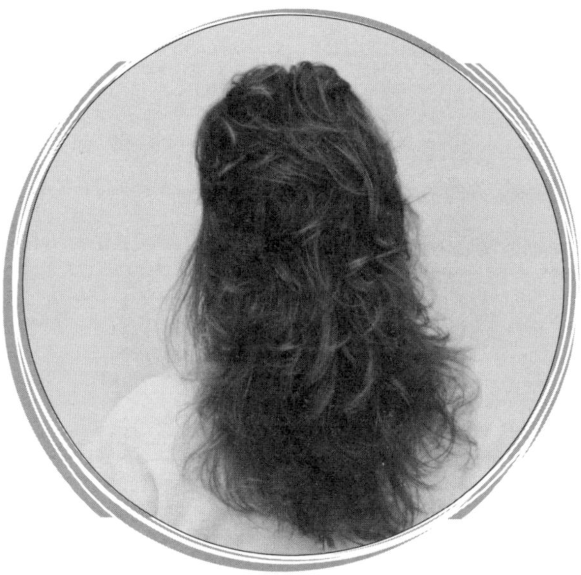

Visto de trás, o cabelo longo e em camadas, agora pronto e com movimento.

Corte masculino: o que você precisa saber

| Existem três tipos de tesouras indicadas para esse tipo de corte:

- microdentada (tem pequenos dentes nas duas lâminas e é indicada para cortes exatos e simples);
- a laser (tesoura de fio de navalha, indicada para cortes desfiados, irregulares e para deixar pontas longas); e
- dentada (também conhecida como desfiadeira, contém dentes maiores nas duas lâminas e é indicada para desfiar e tirar volume ao mesmo tempo, além de suavizar camadas no corte).

| A navalha usada no corte masculino pode ser simples ou com duas lâminas. Ela é ideal para cortes desfiados, além de ser usada para acabamentos na nuca e nas costeletas.

| São três os tipos de máquina para corte de cabelo masculino: com lâmina de metal, de cerâmica e tipo navalha. As máquinas elétricas em geral têm até quatro graduações, podendo chegar a oito. Nas automáticas, a graduação vai de zero a três.

| A máquina substitui a tesoura e a navalha em qualquer tipo de corte. Ela pode ser usada para desfiar ou até mesmo para cortar em fio reto.

| Em pessoas com cabelos ondulados e lisos pode-se usar máquina ou tesoura. A tesoura deixa os fios mais sedosos, enquanto a máquina resseca as pontas dos fios mais crespos, não sendo, portanto, recomendada para homens com cabelo desse tipo. A melhor opção é mesmo a tesoura.

| De modo geral, o uso de máquina ou tesoura fica a critério de cada cabeleireiro e do tipo de corte que o cliente deseja. A máquina é mais utilizada em cortes muito baixos e rentes e para dar acabamento.

| Cabelos ressecados ou danificados por tinturas e alisamentos não devem ser cortados muito curtos e espetados. O cabeleireiro deve optar por um corte com tesoura que dê algum espaço e movimento aos fios, para que eles possam, aos poucos, se recuperar.

Veja a sequência do corte, passo a passo.

Corte masculino

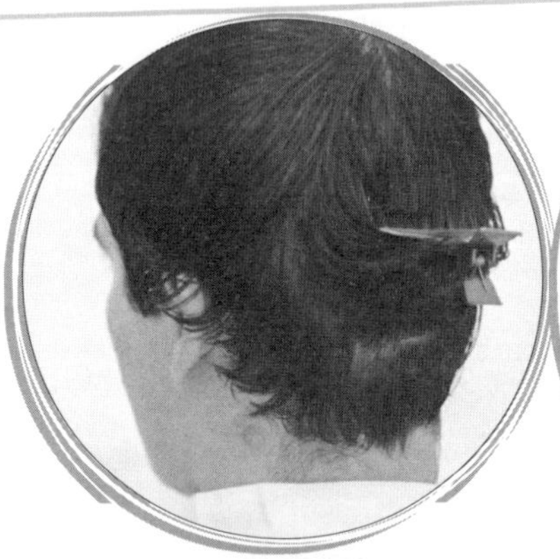
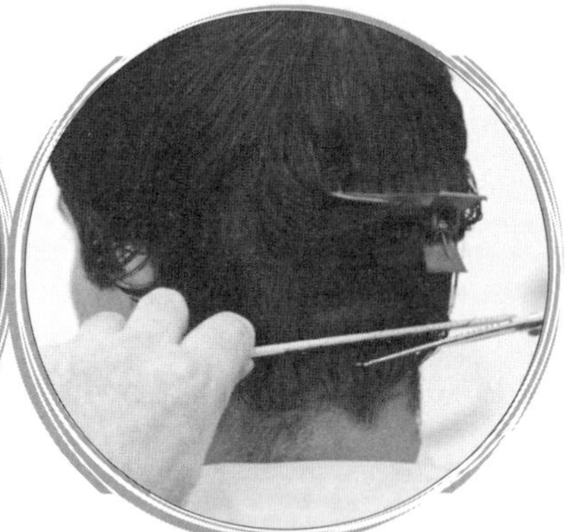

Molhe o cabelo, separe a parte posterior e prenda-a, deixando a nuca livre. Com a tesoura e o auxílio do pente, comece a cortar as pontas nas mechas sobre a nuca.

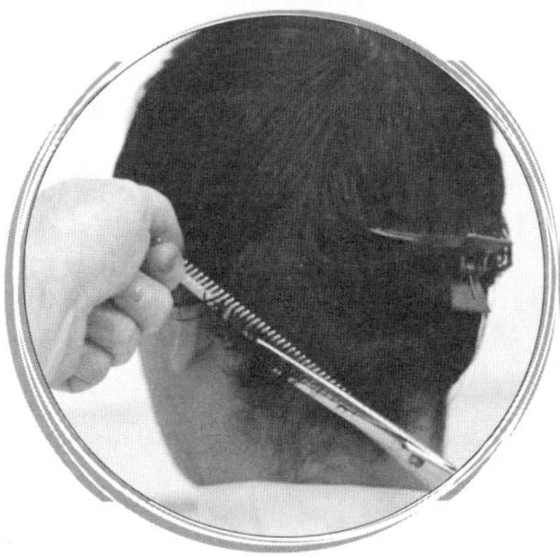
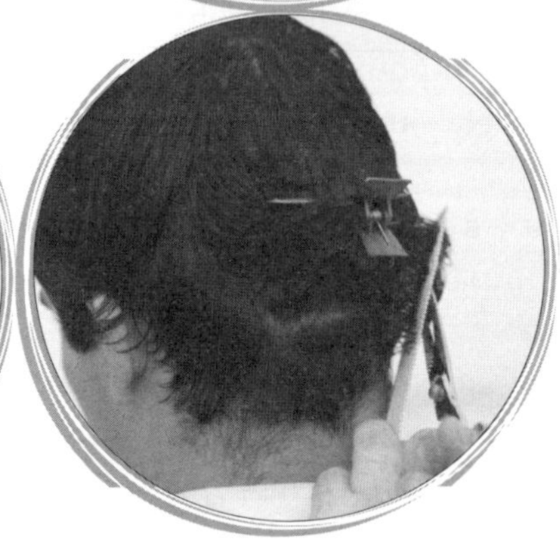

Solte a mecha que estava presa e continue a cortar a parte posterior do cabelo.

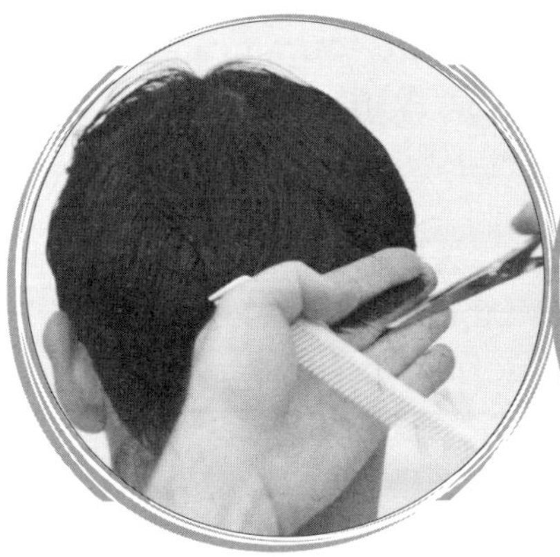
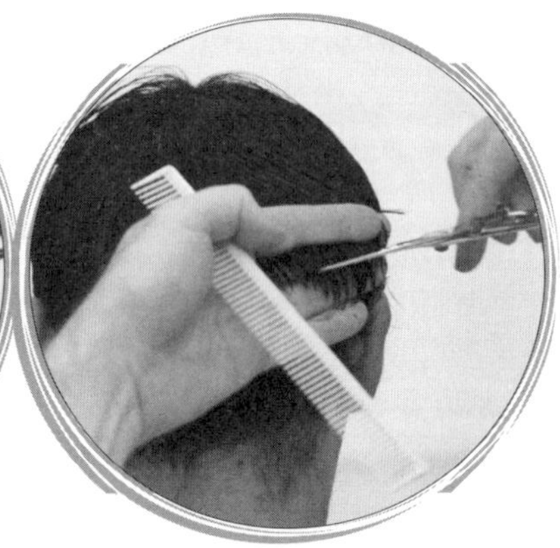

Agora, as laterais.

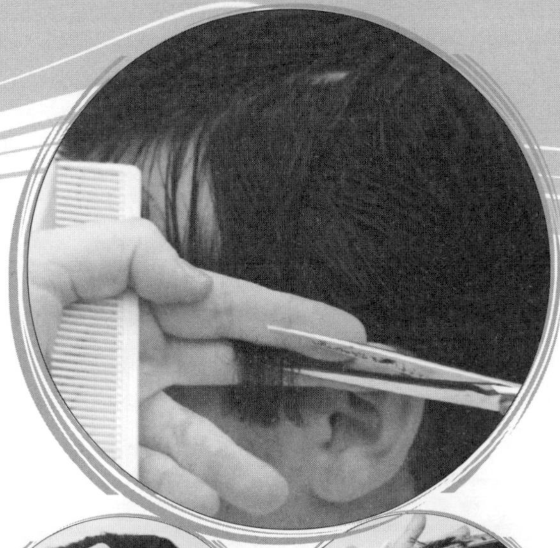

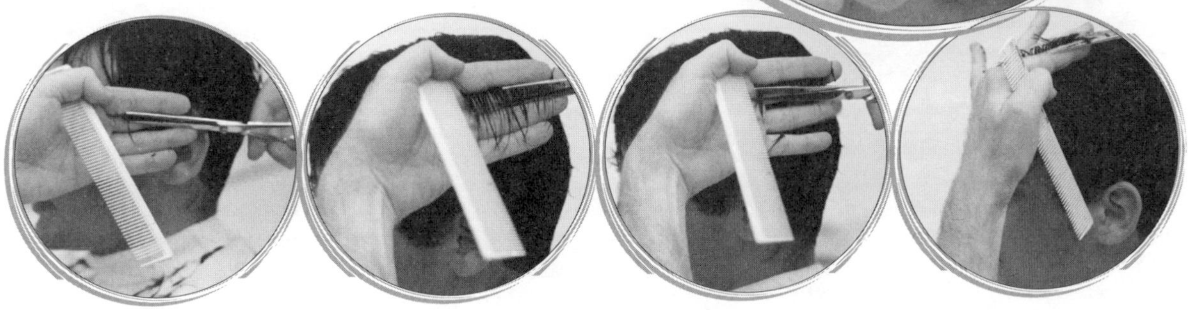

Em seguida, corte a mecha da frente sobre a testa para definir o comprimento.

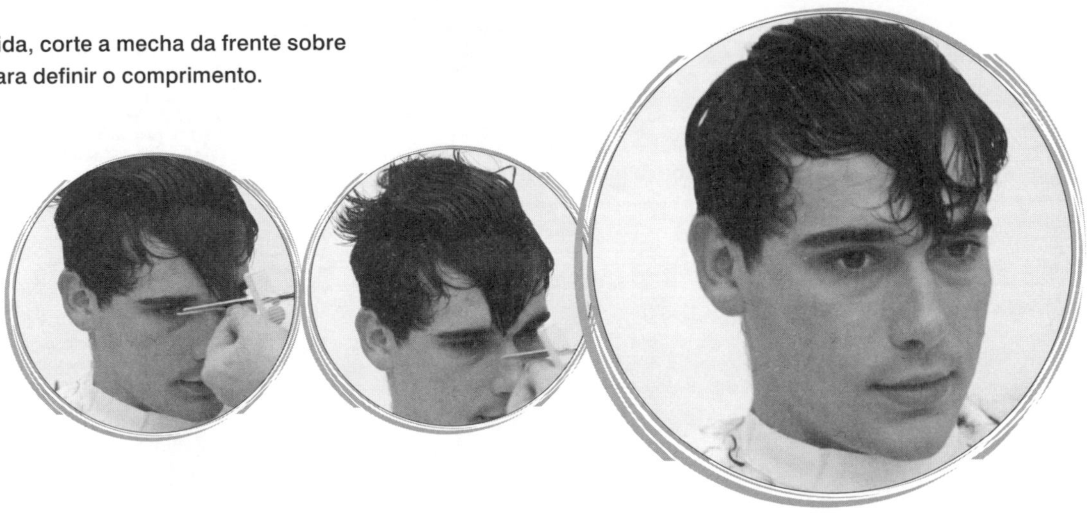

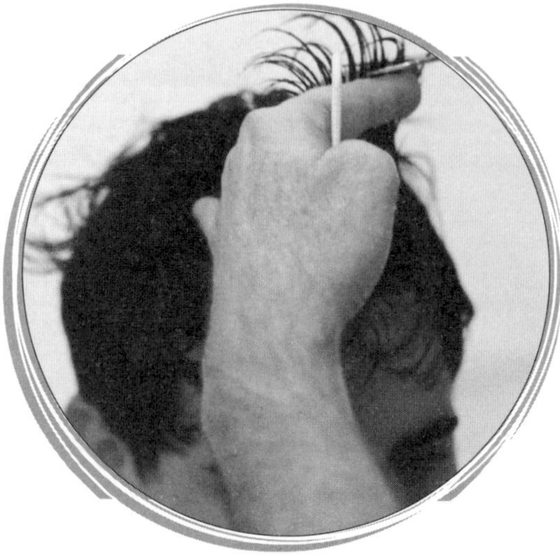

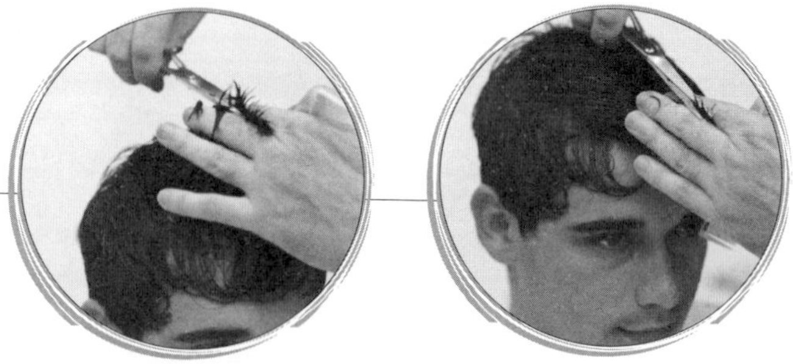

O alto da cabeça ganha o mesmo tratamento da tesoura para igualar os fios.

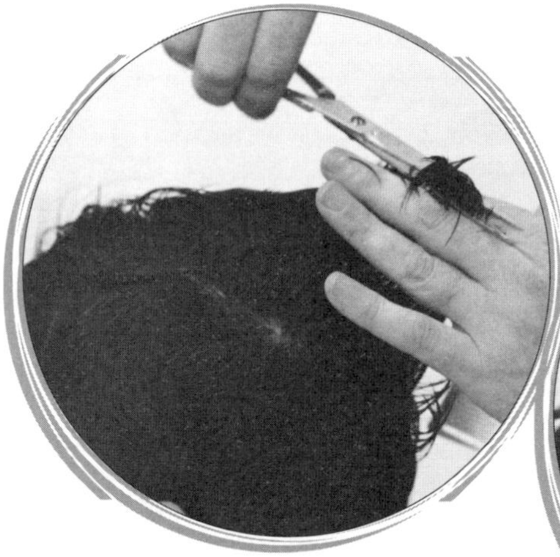

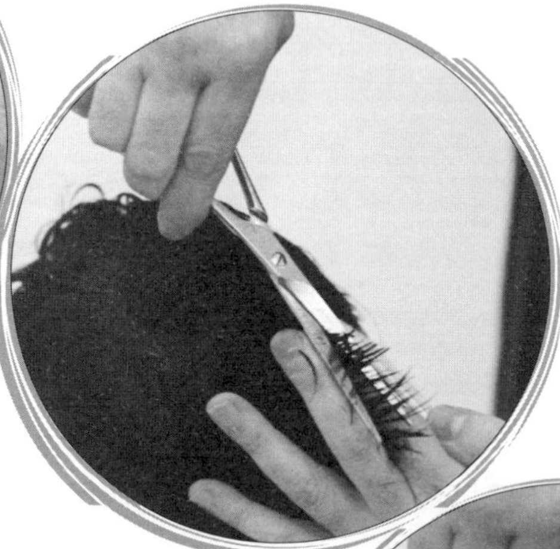

Mecha a mecha, iguale o alto da cabeça e a parte posterior, sobre a nuca, num último repasse de pontas.

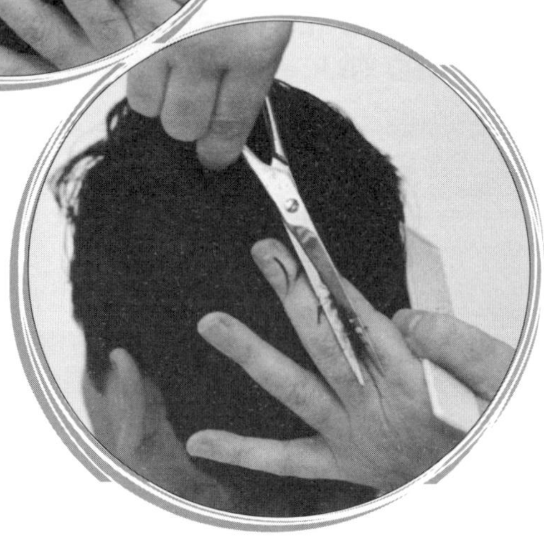

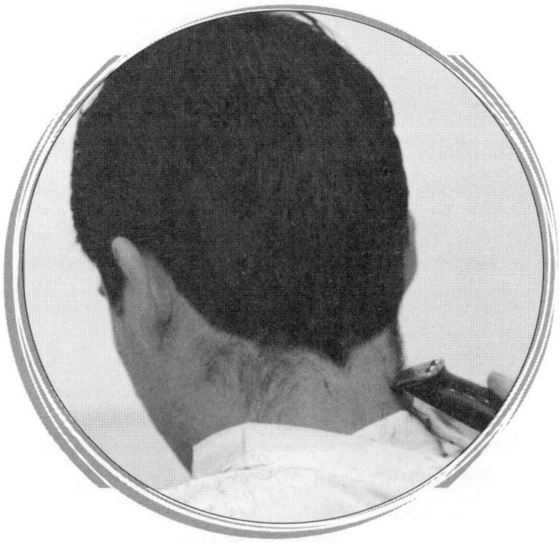

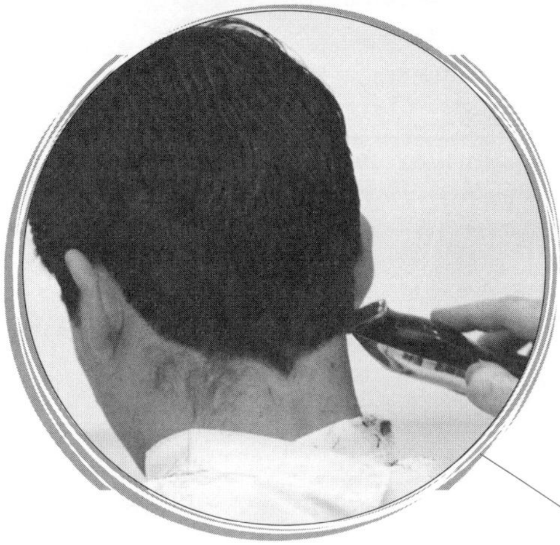

Com a ajuda da máquina, acerte o acabamento na nuca.

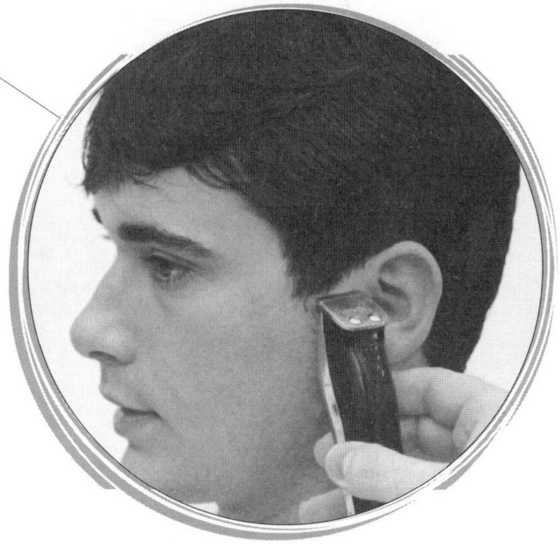

Em seguida, é a vez das costeletas serem aparadas e desenhadas com o auxílio da máquina.

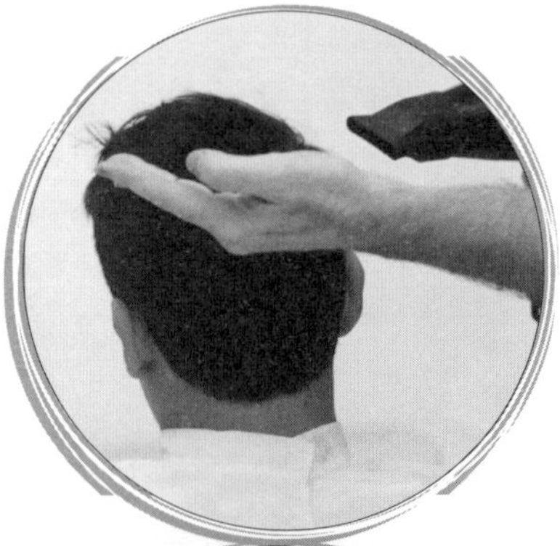

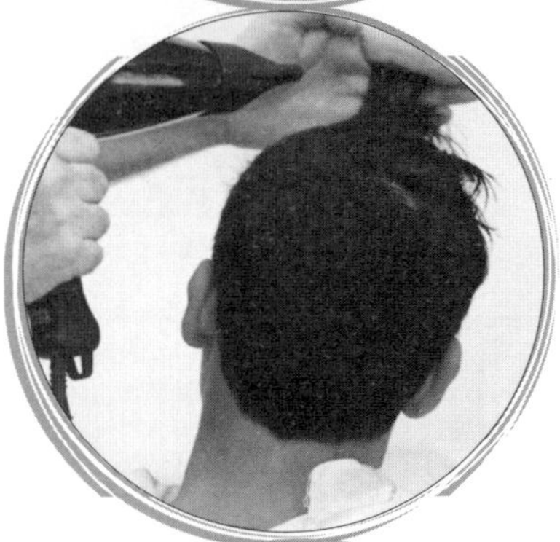

Com o auxílio do jato do secador e das pontas dos dedos, o cabelo vai secando e ganhando movimento.

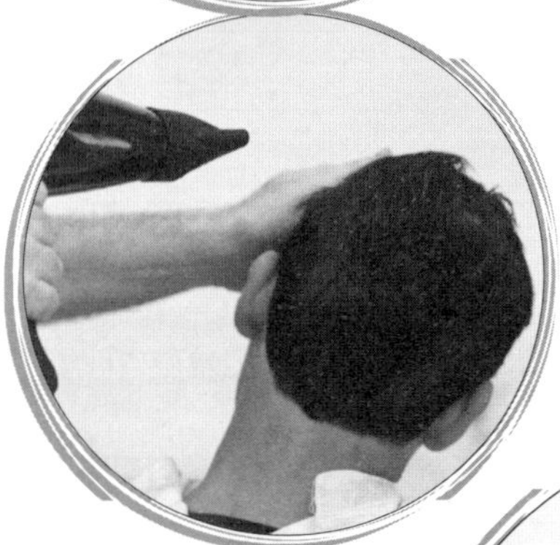

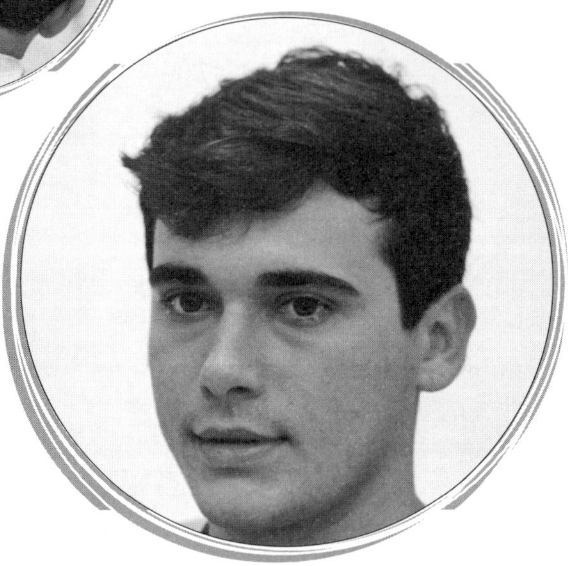

O corte finalizado e a secagem proporcionam um visual ao mesmo tempo jovem e convencional.

Coloração

o cabelo iluminado pela cor

Vantagens e desvantagens da coloração capilar; paleta de cores, recomendações para segurança e melhor resultado; cuidados com alergias e reações adversas à química aplicada.

Colorir cabelos hoje é muito mais do que escolher uma cor na cartela e aplicar nos cabelos do cliente. Com os avanços da química cosmética, o resultado final está muito mais na habilidade do colorista em utilizar a química à sua disposição do que propriamente na qualidade das tinturas. O que se chama hoje de cor chapada – uma cor só sobre os cabelos – deu lugar a um *degradé* de cores da mesma tonalidade, que pode ser produzido com a própria tinta ou até com descolorações, dependendo do caso.

Usamos aqui as duas denominações; uma é sinônimo da outra. Coloração é o nome preferido da indústria cosmética, que, por razões comerciais e mercadológicas, quer dissociar o ato de tingir o cabelo de conotações mais agressivas. No mais, prevalece o bom português: cabelos coloridos são cabelos tingidos; cabelos tingidos são cabelos coloridos. Cada cabeleireiro escolhe a palavra da sua preferência. Afinal, pensar por conta própria, formando opinião, também é uma qualidade a ser cultivada pelo bom profissional.

Ainda assim, há que se conhecer o básico para só então se aventurar em matizes e tonalidades. Há que se conhecer também tanto as propriedades benéficas quanto as desvantagens do uso da química de coloração. Os benefícios, a propósito, são reais.

O que era, até a última década de 80, sinônimo de fios ressecados, sem brilho e vida virou quase um tratamento vitalizante e embelezador. A alta concentração de água oxigenada nas tintas do passado deu lugar a substâncias mais suaves, como oxidantes mais brandos, queratina líquida, vitaminas, cera de abelha, lipídios e lanolina. E os fios mostraram o resultado.

A revolução foi tamanha nesse segmento da cosmética que, para começar, o que era conhecido como tintura ganhou o nome cosmeticamente correto de coloração.

Há vários tipos de coloração, cada um indicado para um tipo de cabelo ou uma necessidade específica. Veja a seguir.

Coloração permanente

É uma tintura definitiva à base de amônia e oxidante, a única capaz de alterar a cor natural do cabelo. A tinta penetra na fibra capilar, abrindo completamente as escamas, modificando o pigmento e deixando os fios mais claros, mais escuros ou no mesmo tom. É o tipo de coloração que tem efeito mais duradouro e profundo. Recomenda-se retocar a raiz todo mês. É indicada para quem tem mais de 30% de fios brancos e deseja cobri-los.

A química da tintura é cumulativa. Não existe tinta que clareie a cor escura. Para clarear o fio de tonalidade escura, é preciso antes descolorir o cabelo.

Para ter de volta a cor natural dos cabelos depois de uma coloração permanente há duas opções: deixá-los crescer e cortar bem curtinho ou aplicar uma coloração idêntica à natural, por pelo menos três vezes consecutivas, com intervalos de 20 dias, até ter sua cor de volta.

Antes de fazer a tintura não é necessário lavar o cabelo. Na verdade, o produto deve ser aplicado no cabelo sujo, já que a oleosidade protege o couro cabeludo, evitando que ele fique irritado com a química presente na tinta.

Conforme o cabelo cresce, a cor natural começa a aparecer. É preciso pintar novamente; o ideal é aplicar a coloração na raiz, esperar cerca de meia hora e depois espalhar o produto no restante do cabelo.

E quando usar uma coloração de cor escura, mesmo temporária, não é recomendável trocar para uma cor mais clara, porque ela só vai pegar na raiz.

Coloração temporária

É uma tintura que não contém oxidante nem amônia. Ela é capaz de alterar a cor dos cabelos sem penetrar na estrutura dos fios, mantendo-se somente na superfície. A vantagem é que esse tipo de coloração é compatível com outras substâncias químicas utilizadas em procedimentos como alisamento, relaxamento e permanente. Não serve para clarear cabelos escuros, só para reacender reflexos naturais e despertar o brilho natural dos cabelos. Também é indicada para quem teve o cabelo danificado pelos efeitos nocivos do sol. Sua duração depende do número de vezes que o cabelo é lavado (em média, seis vezes). Quer dizer, depois de umas seis lavadas, a cor terá saído quase totalmente.

Coloração tom sobre tom

É uma tintura isenta de amoníaco, mas com oxidante. Não altera a cor original do cabelo, apenas se sobrepõe a ela. Tem o poder de colorir no mesmo tom ou num tom mais escuro. Não causa danos à estrutura do cabelo, apenas uniformiza a tonalidade. Pode ser aplicada após outra coloração ou permanente. Dependendo do número de vezes que o cabelo for lavado, dura cerca de um mês.

Coloração vegetal ou hena

É indicada para pessoas que desejam mudar, no máximo, duas tonalidades da cor do cabelo. Além de mudar a cor, a hena encorpa os cabelos lisos e finos, combatendo a oleosidade excessiva, e alisa ligeiramente o fio ondulado. O pó da hena, por ser naturalmente vermelho, proporciona tons avermelhados aos fios, sempre que aplicado na forma original. Isso pode mudar em função da cor original do cabelo: quanto mais escuro, mais fortes serão os reflexos avermelhados. O tempo de aplicação do produto também é um fator determinante: quanto mais tempo ele ficar no cabelo, mais forte será a cor. É bom lembrar que o pigmento da hena se deposita sobre o fio do cabelo, tendo efeito cumulativo. Daí a necessidade de descansar o cabelo da hena depois de um tempo, até que ela saia totalmente.

Algumas dicas sobre a hena

| Ela não é compatível com nenhuma outra química e pode alisar um cabelo com permanente. Mas é bom ressaltar que a hena sempre provocará um certo alisamento do fio, seja ele artificialmente ondulado ou não.

| A hena é mais indicada para quem tem até 50% dos cabelos brancos. Acima disso, a porosidade do cabelo branco pode deixar uma coloração avermelhada demasiadamente intensa, próxima à cor de cenoura.

| Há outros tons de hena além do vermelho. A preta não é recomendada para quem deseja cobrir os fios brancos, correndo o risco de deixá-los com reflexos azuis ou verdes. A hena neutra dá apenas brilho e encorpa o cabelo. E a dourada pode servir para imprimir reflexos dourados, como se fossem mechas de coloração vegetal.

| Quando, depois da hena, se quiser mudar para uma coloração permanente, será necessário um tempo de pausa e vários cortes de cabelo até o pigmento da hena ser removido dos fios.

Um código para cada cor

É bom saber que uma tintura consegue baixar até dois tons da cor natural do cabelo. Se ele é castanho, pode chegar no máximo ao louro escuro. Se é preto, pode ficar castanho escuro, e assim por diante. Não adianta escolher um produto no tom louro e aplicar no cabelo castanho escuríssimo: ele não vai criar o efeito desejado.

Segundo especialistas, a cor do cabelo pode ser classificada de 1 a 10:

1	preto
2	castanho escuríssimo
3	castanho escuro
4	castanho
5	castanho claro
6	louro escuro
7	louro
8	louro claro
9	louro muito claro
10	louro claríssimo

Entendendo as cores

Em algumas embalagens de tintura aparecem variações desses números, como 7.4 ou 6.1, por exemplo. Quando tem apenas um algarismo, é a cor base (1 corresponde ao preto, 2 ao castanho escuríssimo, e assim por diante, conforme a tabela). Se são dois algarismos – 6.3, por exemplo –, o primeiro indica a base e o segundo, a nuance (existem nove nuances: cinza, mate, dourado, vermelho-dourado, acaju, violeta, marrom, pérola e fumê).

Já os cabelos alaranjados, azuis, verdes, roxos e de outras cores exóticas precisam de produtos com paleta de cores especiais, e ainda não existem à disposição produtos nacionais desse tipo que tenham a mesma qualidade dos internacionais, como a Punk Color, a Manic Panic e a Jean's Color. Os produtos feitos no país, na verdade, não são colorações permanentes, mas sim tonalizantes, que saem depois de 20 lavagens. Como o processo é delicado e exige descoloração, recomenda-se que esse tipo de procedimento seja feito por um profissional, para evitar um desastre colorido nos cabelos.

Não existem diferenças químicas rigorosas entre uma tintura (coloração permanente) que se compra numa farmácia e aquela que o cabeleireiro usa no salão. As fórmulas são basicamente as mesmas; o que muda é a quantidade de cores. A linha da L'Oréal pode ser um exemplo: para o consumidor, ela oferece cerca de 30 tons diferentes, mas sua linha profissional possui 72 tons. As variedades a que os cabeleireiros têm acesso são mais difíceis de combinar, porque é preciso analisar a cor do cabelo e misturar tons na proporção certa para chegar ao resultado. É por isso que os fabricantes reservam as cores mais específicas ou difíceis para quem tem experiência.

A cor que será reproduzida no cabelo não é aquela que aparece nos catálogos das colorações. A cor final é o resultado da combinação da cor da tintura com a cor do cabelo, seja ele tingido ou não. A melhor forma de não errar é fazer um teste em uma pequena mecha de cabelo antes da aplicação. As embalagens dos produtos costumam ter instruções para a realização desse teste.

Problemas com o resultado final da coloração

1| Resultado irregular

Possíveis causas| produto aplicado insuficientemente, mistura incorreta, superposição de uma coloração prévia.

Solução| repetir a aplicação se for necessário, decapar (esfoliar, fazer um *peeling* nos fios) as zonas escuras.

2| Resultado demasiadamente claro

Possíveis causas| erro na escolha do tom, utilização de um oxidante muito forte.

Solução| repetir a aplicação se for necessário, recolorir no caso de a diferença ser maior do que dois tons.

3 | Resultado demasiadamente escuro

Possíveis causas | erro na escolha do tom, utilização de um oxidante muito suave, possibilidade da presença de um tom de cinza no cabelo.
Solução | decapar a cor para clareá-la antes de aplicar o tom correto.

4 | Rápida perda da cor

Possíveis causas | tempo insuficiente de ação da tinta, oxidante muito forte, oxidante de 9% usado no sentido longitudinal e nas pontas do cabelo.
Solução | repetir a aplicação da tinta com o tempo de ação correto, misturar com o oxidante de 6% no sentido longitudinal e nas pontas.

5 | Resultado final demasiadamente vermelho

Possíveis causas | interferência do tom quente natural, tom cinza misturado com o oxidante de 9%.
Solução | escolher um tom mais claro para evitar a interferência do tom quente da base natural, neutralizar, usar sempre o oxidante de 6% com um tom cinza.

6 | Pouca cobertura da tinta

Possíveis causas | produto aplicado em quantidade insuficiente, mistura incorreta do produto, cabelos brancos resistentes.
Solução | repetir a aplicação se for necessário, preamaciar os cabelos brancos, aplicar o produto primeiro nesses fios.

7 | Couro cabeludo irritado

Possíveis causas | cabelo lavado antes da aplicação, couro cabeludo suarento, oxidante forte, não ter realizado o teste de sensibilidade, reação alérgica.
Solução | não lavar o cabelo antes da aplicação, tratar o couro cabeludo com suavidade, acalmar o couro cabeludo sensível com água ligeiramente morna ou loção calmante, consultar um médico no caso de reação alérgica.

Uma química explosiva

Aplicar coloração em cabelo é trabalho para profissional. Ele se encarregará de explicar e orientar o que fica melhor para o tipo de cabelo. Mas se por algum motivo ou necessidade a coloração for feita em casa, deve-se ter em mente alguns cuidados. O principal deles é a escolha da cor.

Vários fatores devem ser levados em conta na hora de decidir a cor: o tom da pele, condições do cabelo e do couro cabeludo e até mesmo o corte do cabelo. É importante analisar se o novo tom vai combinar com o restante do colorido, com a pele e os olhos. Se uma pessoa com a pele muito branca usar uma tintura preta, o resultado pode ser uma aparência pesada e um rosto abatido. Para não errar na escolha, prefira uma tonalidade não muito distante da cor natural do cabelo.

Pele rosada | *evite as tintas vermelhas ou o louro dourado. Prefira os tons acinzentados.*

Pele branca | *prefira os tons de médio a escuros, que dão mais luminosidade.*

Pele amarela | *deve-se evitar os tons derivados do amarelo, dourado ou laranja. Prefira os avermelhados.*

Pele negra | *mulatas e negras devem manter a cor do cabelo o mais próximo possível da original, para complementar a tonalidade da pele.*

você sabia?

O clareamento contínuo com água oxigenada acaba rompendo a camada de queratina que protege o fio do cabelo e torna crônica a porosidade.

Que cor para quem?

Mulheres louras | os tons louros ficam bem em quem tem a pele e os olhos claros. Se os olhos forem azuis, é indicado o louro-bege. Se forem verdes, um louro-dourado fica ótimo. Já as morenas de olhos escuros podem até ficar louras, mas devem fugir dos tons muito claros.

Mulheres ruivas | os avermelhados sempre estão em alta no inverno e ficam ótimos em pessoas morenas. Negras eventualmente combinam com o acaju e as orientais ganham um ar exótico com cores vermelhas.

Mulheres morenas | quem tem pele morena pode optar pelo vermelho ou por tons castanhos e marrons. A cor preta fica bem nos cabelos de negras e deve ser sempre evitada por quem tem a pele muito clara.

Mulheres acima de 40 anos | essas podem optar por um tom mais claro do que a cor do cabelo. Rejuvenesce. Mas atenção: deve-se evitar o clareamento contínuo com água oxigenada, que resulta em um cabelo opaco e grosso, tão comum nas louras veteranas.

Mulheres acima de 40 anos também devem dar especial atenção à manutenção da sua cor original. É natural que, com o aumento da quantidade de fios brancos e a consequente necessidade de tingir o cabelo com mais frequência, o colorista acabe optando por tons mais claros que a tonalidade natural para que a raiz dure mais tempo e não faça tanto contraste. O problema, no caso, é o excesso. É comum, assim, que morenas na juventude cheguem aos 60 ou 70 lourinhas, lourinhas. Às vezes dá certo, às vezes não, principalmente quando a cor não combina com o tom de pele. Quem deve orientar a cliente nisso é o cabeleireiro.

Sem teste, nada feito

Para maior segurança, depois de escolhida a cor, o próximo passo é fazer dois tipos de teste: o de sensibilidade e o de mechas. A prova de sensibilidade vai dar o sinal verde para continuar a coloração. Aplique parte da tinta num pequeno local do antebraço e deixe agir por 40 minutos. Depois retire com água morna. Se durante esse processo surgirem sintomas como enjoo, irritação, ardência ou vermelhidão no local, nada feito. O teste mostrou que existe hipersensibilidade ao produto e ele não deve ser utilizado. Se nada disso aconteceu, siga em frente. O próximo teste é uma prova de como a nuance da cor ficará no cabelo. Aplique uma pequena quantidade da mistura numa mecha de cabelo próximo à nuca. Deixe agir por 40 minutos. Se a cor e as condições do cabelo forem satisfatórias, você poderá continuar o processo.

Então agora é só passar a tinta e pronto, certo? Errado! Antes você precisa passar vaselina ou um creme hidratante nas orelhas, testa e nuca para proteger. Caso contrário, esses locais ficarão totalmente manchados pela tinta. Isso feito, proteja a roupa com uma tolha ou uma capa.

Etapas da coloração

Estas são as etapas da coloração, cujo passo a passo você verá no capítulo seguinte:

1| Divida o cabelo no meio e separe cada metade em duas partes; prenda uma a uma as mechas.

2| Coloque as luvas e prepare a tintura exatamente como as instruções da embalagem recomendam.

3| Solte uma das mechas da frente e aplique a tintura com pincel em toda a extensão, desde a raiz até as pontas. Massageie bem com os dedos ou penteie com um pente de dentes largos para que a tinta penetre na mecha e atinja todos os fios. Faça o mesmo com as outras mechas.

4| Quando terminar de aplicar a tinta, marque o tempo que o produto deve ficar no cabelo (siga as recomendações do fabricante). Seja rigoroso nesse momento: nada de tirar a tinta antes nem deixar passar do tempo.

5| Assim que o tempo esgotar, lave bem a cabeça e aplique xampus ou cremes que as próprias tintas oferecem no kit de coloração.

Cuidados especiais

Gestação | o ideal é não usar colorações durante a gestação. O que pode ser recomendado é a hena ou tonalizantes sem amônia. De qualquer forma, sempre é bom consultar o médico que está acompanhando a gravidez.

Cabelos que já tenham química | se os cabelos forem alisados, permanentados ou relaxados, consulte um profissional para saber se eles podem ser coloridos ou não. A união das químicas dos produtos poderá causar queda dos cabelos.

Alergias | um dia antes da coloração, deve ser feito o teste de sensibilidade recomendado pelos fabricantes das tintas. Se houver qualquer tipo de reação adversa, como irritação no couro cabeludo, vermelhidão ou enjoo, não insista.

E as sobrancelhas? | colorir as sobrancelhas é um toque que pode render um resultado mais harmonioso do cabelo com o rosto. Se o cabelo e as sobrancelhas são muito claros, é bom escurecê-las um pouco. Louras claríssimas de sobrancelhas muito claras precisam de um tom castanho bem claro para reforçar a expressão. Já as ruivas de sobrancelhas pretas ficam com os traços muito marcados. Nesse caso, o mel e o castanho podem tornar o rosto mais leve.

De quanto em quanto tempo deve-se tingir o cabelo para manter a cor bonita e não danificar os fios?

Se a cor for clara, deve-se aplicar a tintura de 20 em 20 dias, apenas na raiz que cresceu. Se for escura, de 30 em 30 dias. A cor consegue permanecer bonita e sem desbotar apenas com o retoque da raiz por no máximo três meses (cores claras) ou um mês e meio (cores mais quentes, como cobre, vermelho, dourado). Após esse período, é necessário aplicar a tintura no cabelo inteiro de novo.

Mechas, reflexos, luzes, *balayage*

Vale tudo para destacar a cor, até inventar um nome novo

Quais são e como se aplicam as diferentes técnicas de descoloração e coloração; noções sobre combinação de cores para cabelos tingidos e naturais.

Quando você, cabeleireiro ou cliente, estiver lendo este capítulo, provavelmente um novo nome para as técnicas de mechas estará sendo inventado pelo mercado da beleza. Além dos mais populares – luzes, *balayage* e reflexo (este, então, bastante antigo, coitado) –, um nome recente, por exemplo, é o das luzes espanholas, que seriam uma versão mais fina das ditas luzes.

A técnica consiste em fazer as mechas com o uso do pente. E o uso do pente – quem tem alguma experiência sabe – não tem nada de novo. Há 20 anos, pelo menos, alguns salões do Rio de Janeiro e São Paulo já mostravam essa técnica desenvolvida por cabeleireiros craques, com mãos de artista. Funciona assim: mergulha-se a ponta de um pente fino no produto de descoloração e, depois de retirar o excesso em uma toalha, aplica-se nas mechas separadas do cabelo. É só escolher o tamanho da mecha, a quantidade e a forma. Assim, os fios vão sendo coloridos um a um, bem próximo à raiz do cabelo, e o resultado pode ficar mais leve e natural.

> Falar de mechas é falar de luz. E realçar ou manipular a luz, no sentido literal ou metafórico, é e sempre será uma obsessão do artista ou criador. O cabeleireiro não é exceção. Também ele está interessado no controle dos reflexos de luz – no caso, sobre os fios de cabelo, sua matéria-prima.

A técnica seria a mesma de outras novidades, como as luzes californianas e o efeito *sun kissed*, quer dizer, beijado pelo sol. Com a diferença que, nessas duas, a coloração é aplicada apenas nas pontas dos cabelos, o que proporciona aparência semelhante a fios queimados pela luz solar. Com o pente, as mechas ficam mais assimétricas, menos certinhas, facilitando também o retoque eventual da raiz.

Desde que a indústria de beleza inventou o primeiro descolorante, não há mulher que não tenha sido tentada a testar as maravilhosas possibilidades de um cabelo iluminado, mais claro e praticamente louro! Ah, e nos últimos tempos, os homens também!

Essa é a questão. Em primeiro lugar, mechas de tonalidade diferente da cor original não são necessariamente louras. Ainda que, em países em que predominam a morenice e o cabelo escuro, mechas ou reflexo ou luzes ou *balayage* venham sendo usados apenas para alourar, a técnica de descoloração ou coloração química de parte dos cabelos é um recurso altamente sofisticado e de potencial bastante diversificado. Pode-se escurecer parte de cabelos grisalhos, por exemplo. Ou misturar mechas de vermelho mais escuro num curtinho *strawberry blonde*. Limitar a técnica ao louro é, no mínimo, uma pena para todos os envolvidos.

Em segundo lugar, vamos deixar claras de uma vez por todas as diferenças entre as várias denominações. Preparado? Então anote agora e lembre depois:

Mechas | podem ser colorações ou descolorações. Sua aplicação é em faixas largas misturadas em todo o cabelo. Tudo depende do efeito desejado.

Luzes | também podem ser colorações ou descolorações. A diferença para as mechas é que aqui se descolorem ou colorem fios muito finos da parte superior do cabelo, em pequena quantidade – justamente para dar um efeito iluminador sobre a cabeça.

Reflexo | só descoloração. Em grande quantidade de fios, em mechas finas ou largas.

Balayage | coloração aplicada sobre a parte de cima do cabelo para iluminar a base, em sua cor original ou não. Podem ser mechas largas ou finas.

Os nomes continuam numa lista bem comprida, como já falamos no início do capítulo, mas esses são os mais usados nos salões de beleza brasileiros. Ainda assim, não se surpreenda se ouvir outras denominações – *degradé*, *highlights* ou *ton sûr ton*. O importante é que cliente e cabeleireiro estejam em sintonia quanto à melhor variação a ser aplicada.

você sabia?

Um dos salões pioneiros no atendimento à clientela masculina no Brasil é o Cabeleireiro Jovem. Ele fica no Rio de Janeiro, no Edifício Avenida Central. Funciona desde 1961, quando foi inaugurado com o nome de Salão Braga, em homenagem ao primeiro dono.

Luzes dão o efeito do sol sobre os cabelos. Saiba mais:

| As mechas são finas e sutis e no máximo 50% dos fios são descoloridos.

| Podem clarear até três tons da cor original do cabelo.

Seja qual for o processo escolhido, cada um deles requer instrumental adequado para o maior ou menor clareamento. Touca, plaquete ou papel-alumínio? Conhecer mais sobre o assunto pode determinar o sucesso da técnica e da nova tonalidade do cabelo.

| Os fios selecionados ficam na superfície e principalmente nas partes frontal e posterior da cabeça.

| O acessório mais seguro de aplicação continua sendo a touca tradicional, de borracha ou silicone, cheia de furinhos, de onde o cabeleireiro puxa pequenas mechas com uma espécie de agulha de crochê. Também é possível separar as mechas, passar o descolorante e depois envolvê-las em papel-alumínio. Há quem se garanta usando tão somente um pente com creme descolorante para pincelar os fios.

| O retoque pode ser feito a cada três meses.

Balayage tem mechas mais espalhadas. E é bom saber:

| Cerca de 20% dos fios são selecionados. As mechas se misturam ao cabelo, não sendo muito marcadas. Mais importante que delimitar a mecha é acertar a combinação dos tons entre a *balayage* e o cabelo original. Vale lembrar que, como *balayage* significa bordado ou renda em francês, o que se queria, a princípio, era um efeito de acabamento colorido nas pontas.

| Pode clarear até dois tons do cabelo natural.

| A descoloração ou coloração é aplicada em fios isolados, com o auxílio de prancha ou plaquete – e do pente, para distribuir a tinta ou o descolorante.

| O retoque também pode ser feito a cada três meses.

| Transparente é o nome que se dá à *balayage* muito fina, feita em várias camadas do cabelo. É uma boa opção para quem já tem mechas.

Reflexo é muito evidente e uniforme. Veja por quê:

| É o recurso clareador menos surpreendente de todos. E essa característica é em grande parte responsável por sua crescente impopularidade entre clientes e cabeleireiros. A principal queixa é a de que seu efeito é zebrado e sem movimento. Mas quando surgiu nos salões, na década de 1970, fez grande sucesso.

| Atinge até 90% dos fios.

| Pode clarear até sete tons a partir da cor de base do cabelo.

| Cabelo com reflexo é cabelo quase louro.

| Aplicado com touca, plaquete ou papel-alumínio, pelo mesmo procedimento das luzes. O que vai variar é a quantidade de mechas. Quando feito com plaquete ou papel-alumínio, a mistura descolorante deve ser mais consistente. Com a touca, uma mistura menos consistente facilita a aplicação.

| Alguns cabeleireiros substituem o papel-alumínio por filme plástico. O resultado é o mesmo.

| O retoque pode ser feito a partir de um mês da aplicação.

| Uma dica: em pessoas morenas, o reflexo pode deixar a fisionomia pesada e envelhecida.

Mechas criam contrastes. E mais:

| Realçam partes do cabelo, valorizando uma cor em oposição a outra.

| Costumam ser largas, bem marcadas e feitas em pontos estratégicos dos cabelos, geralmente na parte de cima da cabeça.

| O efeito final não é natural. Até porque a técnica das mechas permite coloração em tons artificiais, como azul, verde, roxo ou *pink*.

| São aplicadas com o auxílio de papel-alumínio ou touca.

| Com papel-alumínio: os pedaços de papel devem ser do tamanho da mecha a ser feita. O cabelo é dividido com a ajuda de um pente de cabo fino e de acordo com o volume. Depois de o descolorante ser aplicado nas mechas, é preciso controlar o tempo de ação do clareador, até chegar ao tom desejado.

| Com touca: o cabelo deve estar bem penteado ao se colocar a touca. Uma boa dica para torná-la mais maleável, facilitando seu ajuste à cabeça, é aquecê-la com o secador antes da colocação.

| A vantagem de usar a touca é que, com ela, a coloração não atinge a raiz do cabelo – o que é especialmente bom no caso de mechas que precisam da raiz escura para um melhor visual. Mas se o desejo for de que o novo tom comece a partir do couro cabeludo, a melhor opção de trabalho é o papel-alumínio.

| Mechas invertidas ou negativas são aquelas feitas num tom mais escuro que o da cor do cabelo, que vai sendo, assim, escurecido progressivamente. São indicadas para quem está com os cabelos tingidos, com reflexo ou grisalhos.

Agora, as variações

Ton sûr ton* ou *degradé | realce da mesma cor em diferentes tonalidades. Geralmente os tons usados são os castanhos. No castanho escuro, desenham-se mechas chocolate ou caramelo. No claro, mechas chocolate mais escuro ou bronze. Pode ter quatro formatos:

1 | **Em curva:** os fios tonalizados dão maior naturalidade ao resultado, sendo especialmente indicados para cabelos compridos.

2 | **Em degradé:** os tons mais escuros ficam na parte de cima do cabelo e os fios vão clareando no comprimento. É ótimo para acentuar o movimento dos cabelos – particularmente os médios com corte em camadas.

3 | **Em L:** o resultado só aparece quando os fios se movimentam. Ideal para cortes geométricos.

4 | **Em forma geométrica:** estrela, diamante, zigue-zague, triângulo ou meia-lua.

À francesa | mechas largas com pigmentos em marrom frio.

Highlight | nessa técnica, os cabelos são divididos em tufos. Depois são descoloridos e tingidos em três ou quatro tons diferentes. A aplicação é feita com papel-alumínio. O resultado é bastante natural e o retoque mais espaçado, já que, com a mistura de cores, não é necessária a manutenção frequente.

Sun kissed | o beijo de sol é uma subvariação do *highlight*. Aqui, o cabelo é separado em mechas e cada uma delas permanece com o descolorante por um tempo determinado, de acordo com o tom que se deseja obter. Depois são aplicados de dois a cinco tons diferentes. A cor mais clara fica nas mechas da parte frontal da cabeça e nas pontas. O fundo do cabelo e a parte posterior são mais escuros. O retoque pode ser feito a cada dois ou três meses.

Reflexo esfumaçado | utiliza de um a dez tons no contraste. O marrom, com nuances de vermelho, azul e violeta. E o louro com bege, amarelos e dourados. O processo é feito com colorações temporárias propositadamente, porque a cor esvanece à medida que o cabelo é lavado, o que dá um efeito esfumaçado.

Strong | mechas escuras e bem marcadas, mais largas do que as mechas convencionais.

A cor da pele também colore o cabelo

Em mulheres negras, o resultado das mechas é melhor quando os tons escolhidos são o vermelho escuro ou o cobre. Nas de pele morena, tons de mel, caramelo e dourado são os mais indicados. Nesse caso, se as mechas forem tingidas separadamente, é possível fazer um *mix* harmonioso de tonalidades. Aí entram em cena especialmente a criatividade e o estilo do cabeleireiro.

Atenção à água oxigenada, o básico da coloração

A água oxigenada é usada em todos os processos químicos para clarear os cabelos. Seja qual for a técnica escolhida, é a volumagem do produto que vai determinar o clareamento. Assim:

20 volumes | para 2 a 2 ½ tons mais claros
30 volumes | para 3 a 3 ½ tons mais claros
40 volumes | para 4 a 4 ½ tons mais claros

Aviso geral: se o cabelo que vai passar por descoloração já for tingido, ele terá de se submeter antes a uma decapagem (o *peeling* dos fios com produtos específicos).

Aplicação passo a passo

Com touca

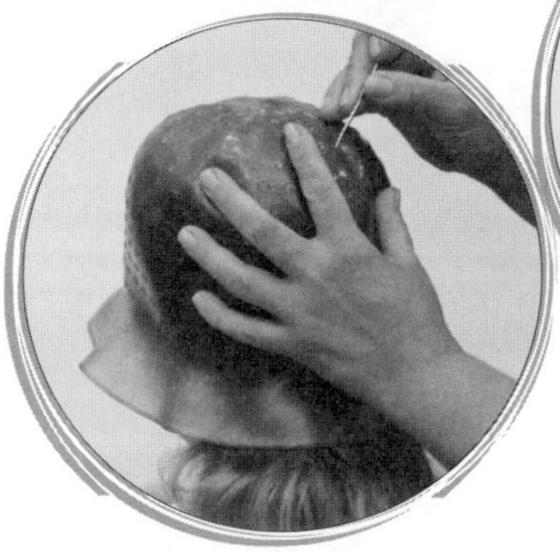

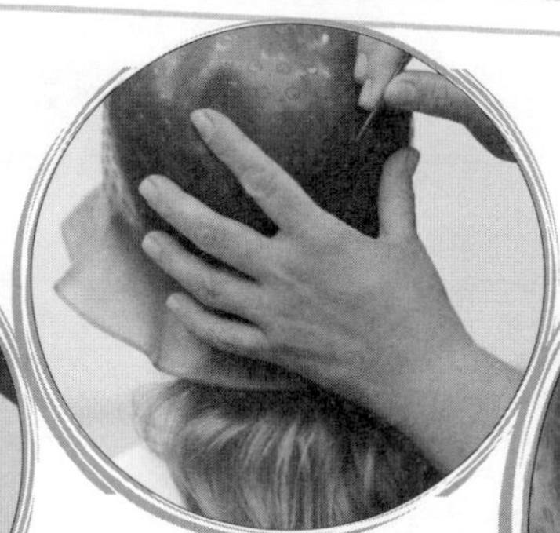

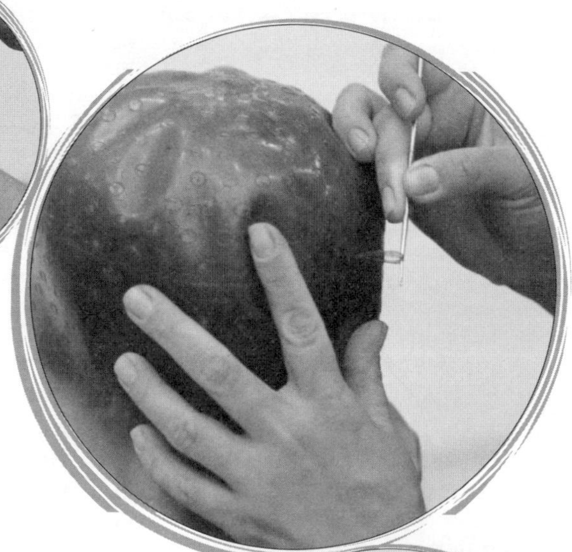

Com a touca bem colocada sobre o cabelo penteado, comece a separar as mechas pelo alto da cabeça com cuidado, puxe os fios de cabelo pelos orifícios da touca com a ajuda de uma agulha de crochê. A quantidade de fios e mechas vai determinar o efeito final das luzes.

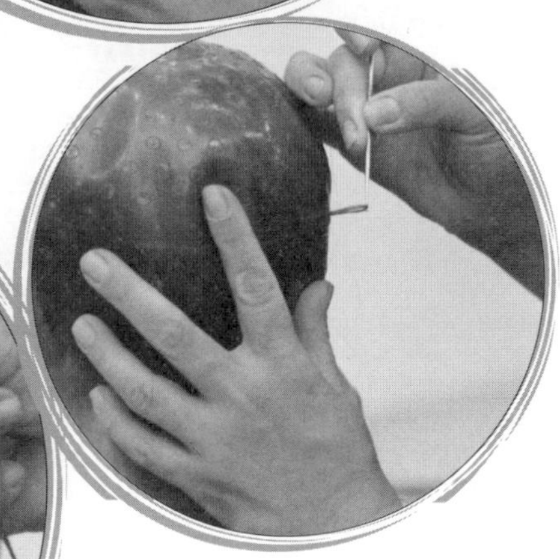

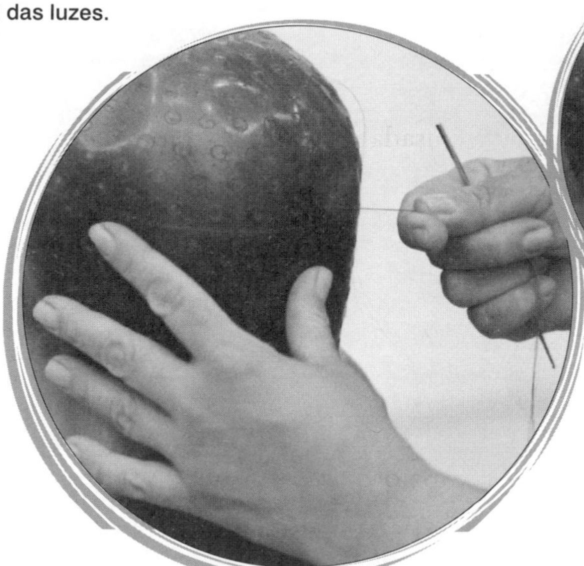

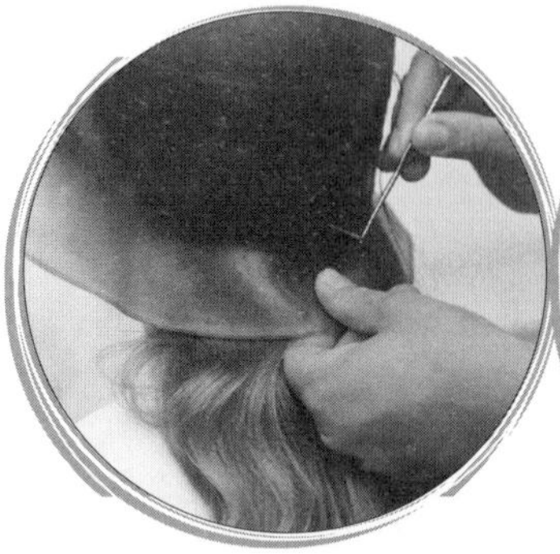

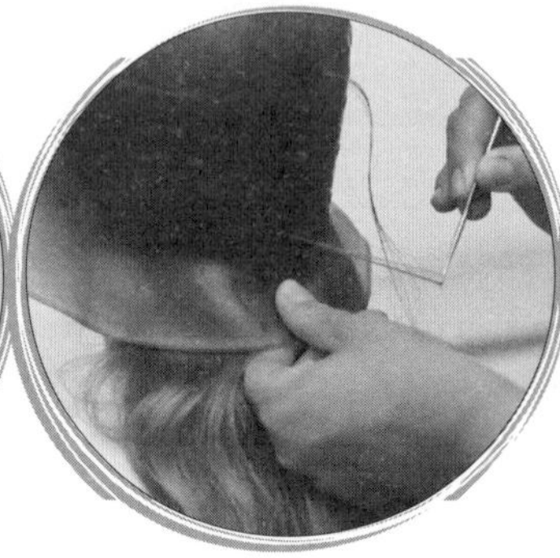

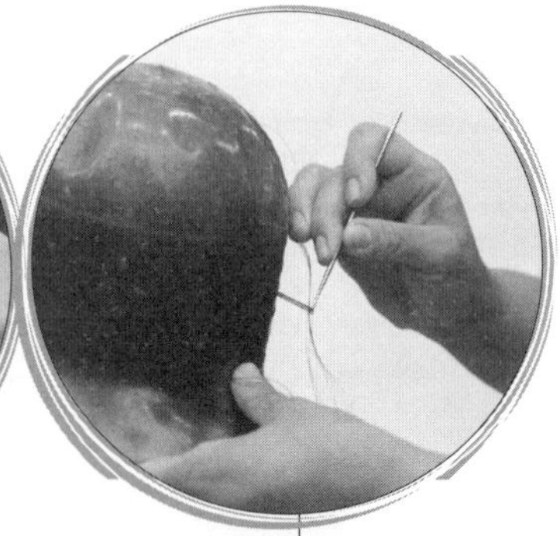

Repita o processo em toda a volta da parte inferior e nas laterais da cabeça.

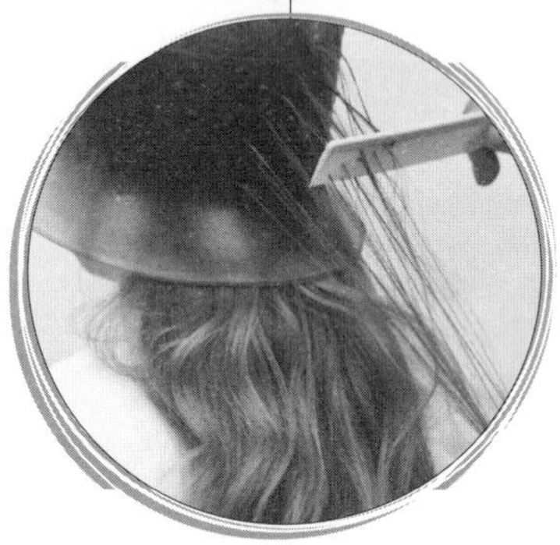

Depois de puxadas todas as mechas necessárias, elas devem ser penteadas. Só após essa etapa é que a tinta será aplicada.

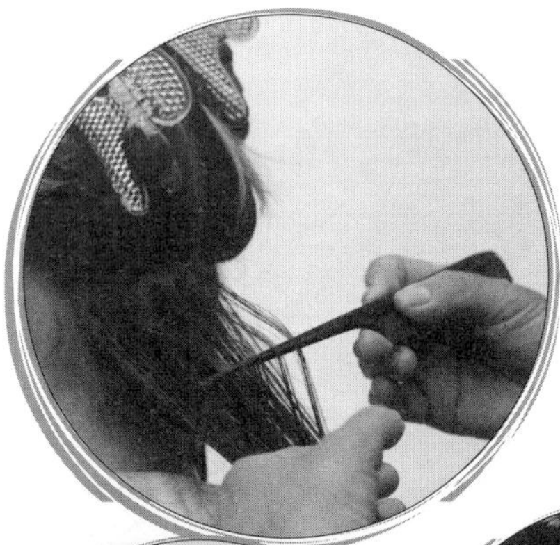

Com papel-alumínio

Para começar, divida o cabelo seco em seções, no alto da cabeça e nas laterais, prendendo-o com pinças. A única mecha solta é aquela próximo à nuca. Dessa mecha, separe alguns fios com o cabo do pente. A química será aplicada nesses fios, depois envolvidos em papel-alumínio.

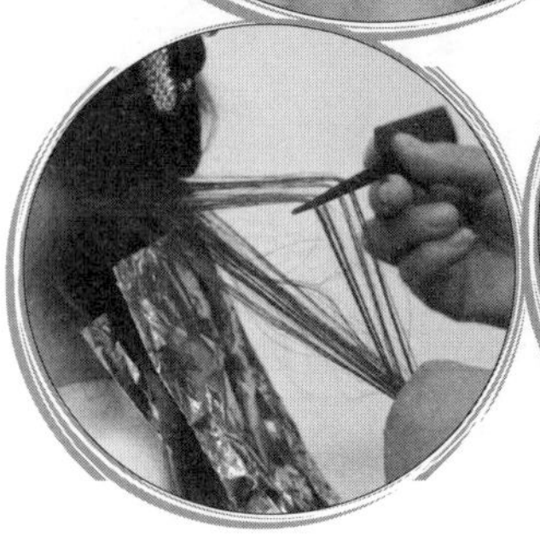

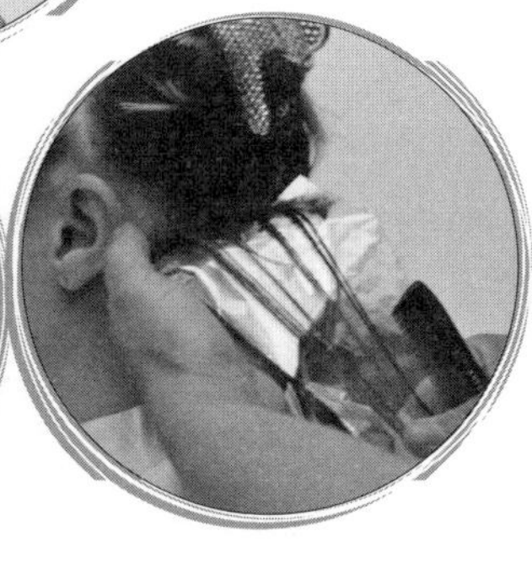

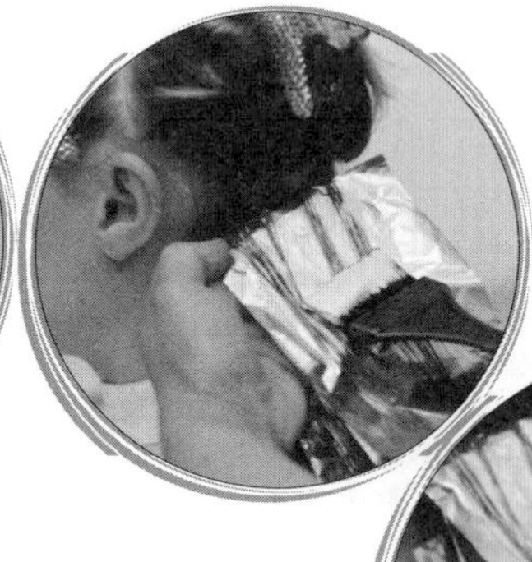

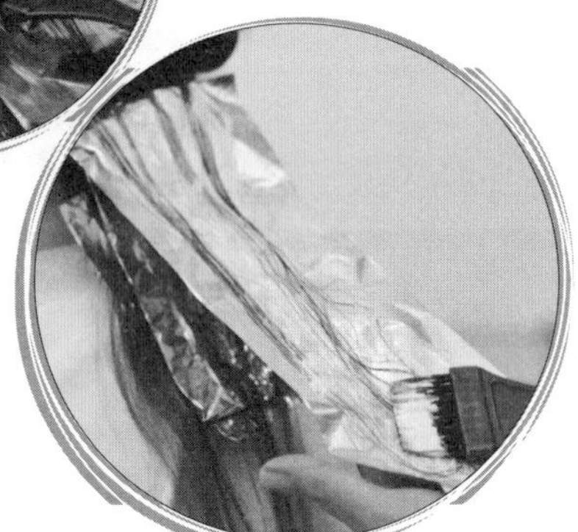

A mecha deve ser subdividida da mesma forma e todas as subdivisões recebem o mesmo tratamento: os fios selecionados são postos sobre o papel-alumínio, pincelados com a química e depois embrulhados.

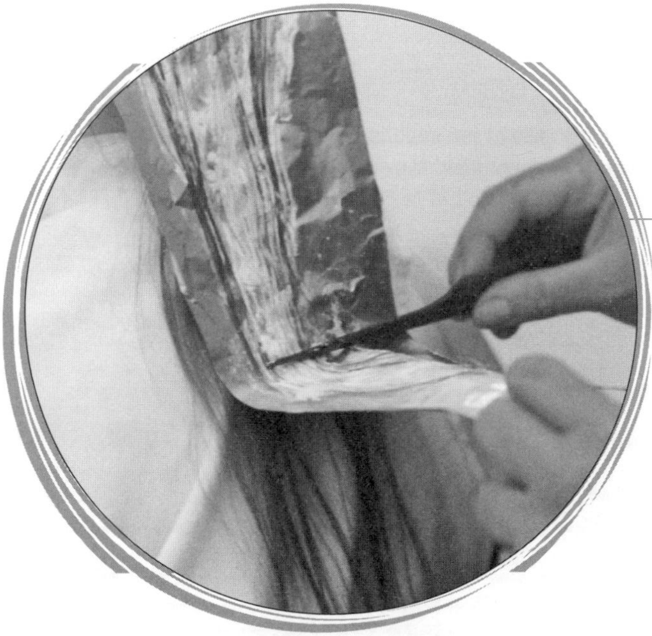

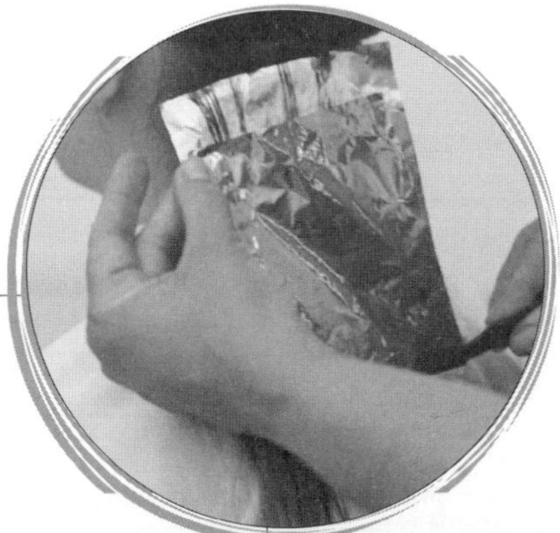

Para embrulhar, use papel-alumínio cortado em quadrados grandes o bastante para serem dobrados envolvendo toda a mecha. Faça isso com o auxílio do cabo do pente, como se fosse um pacote. Cada nova mecha embrulhada vai ficando sobreposta a outra.

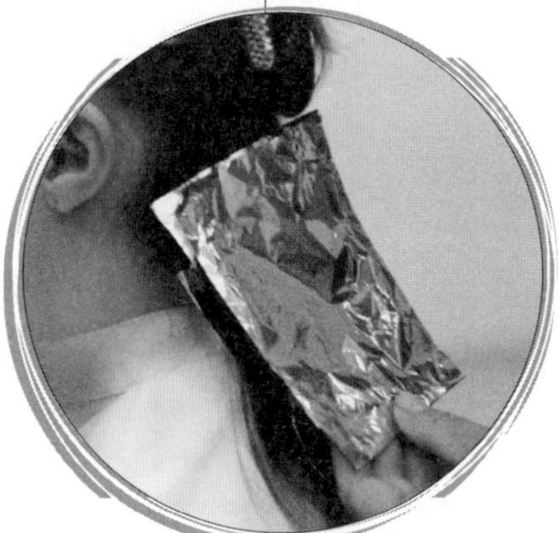

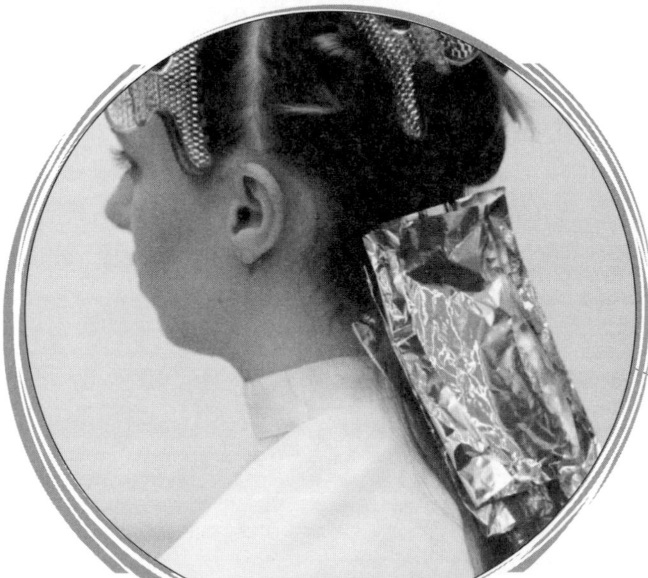

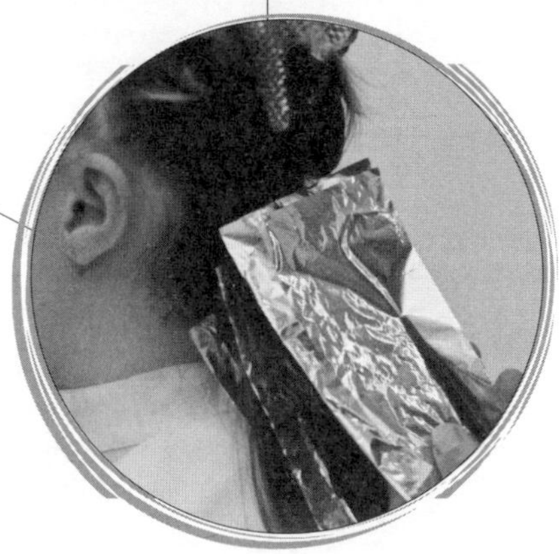

Quando as subdivisões na mesma mecha terminarem, repita o mesmo processo nas outras divisões do cabelo, sempre de baixo para cima.

Com plaquete

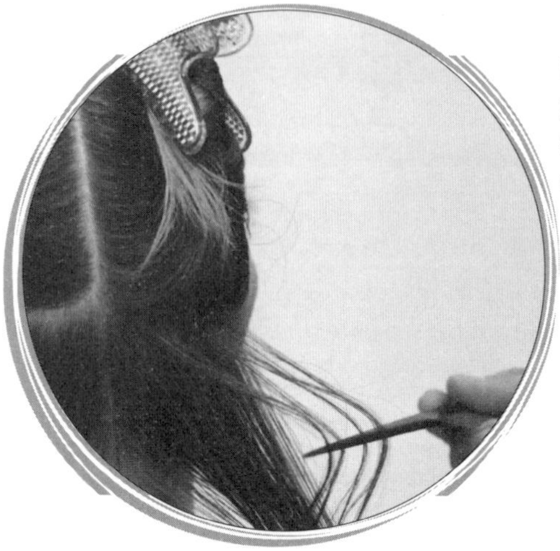

Divida o cabelo seco em seções, no alto da cabeça e nas laterais, prendendo-o com pinças. Deixe solta a mecha próximo à nuca. Separe com o cabo de um pente os fios dessa mecha que serão coloridos ou descoloridos.

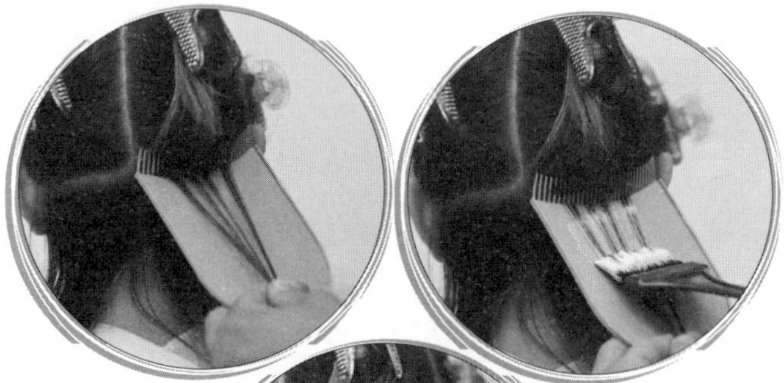

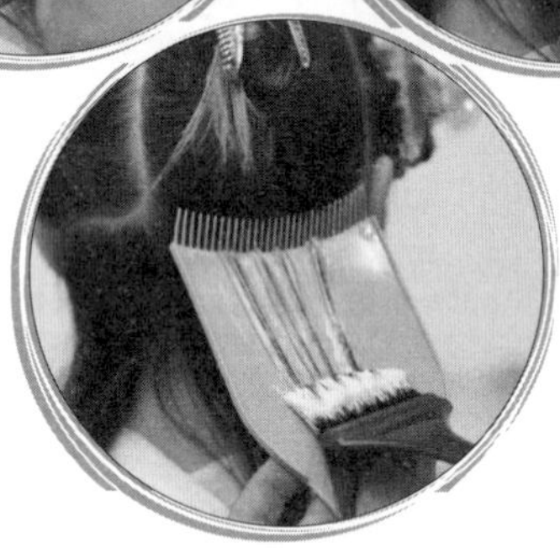

A plaquete entra em ação, funcionando como apoio para a aplicação da química no cabelo. Note que a extremidade dentada, além de ficar apoiada junto à raiz, serve para pentear os fios da mecha. A aplicação é feita com pincel, de cima para baixo.

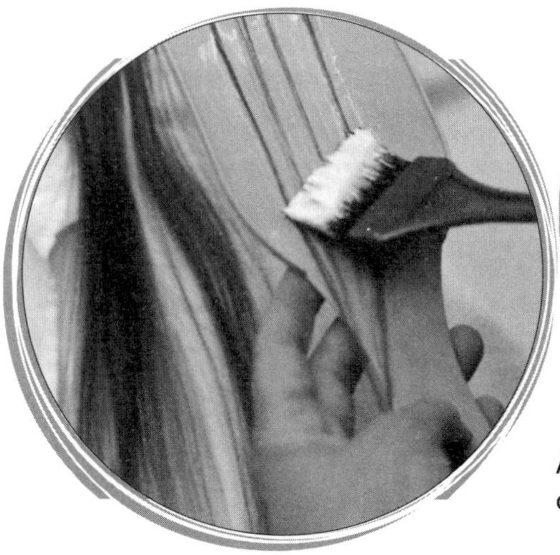

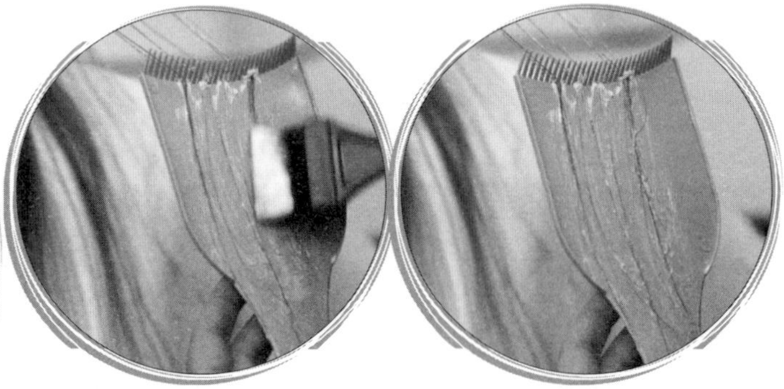

À medida que vão sendo coloridas ou descoloridas, as mechas são deixadas soltas, umas sobre as outras.

Contraste

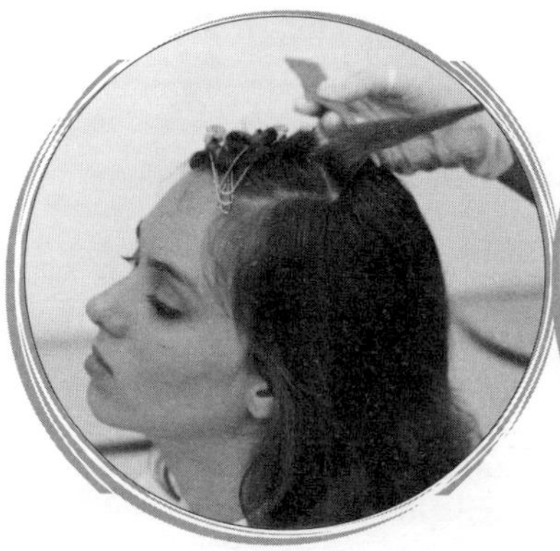
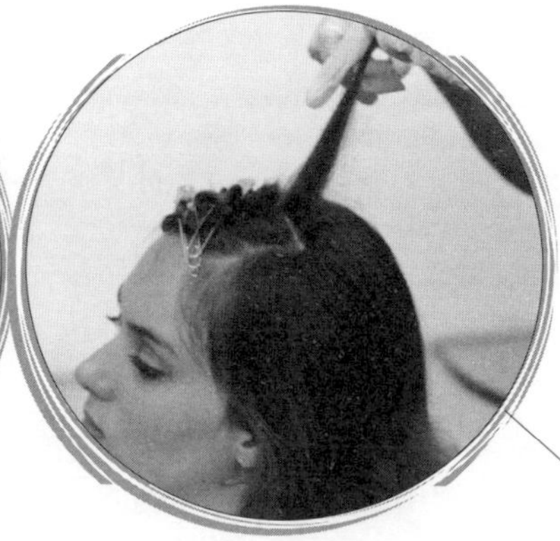

Reparta a parte da frente e de cima do cabelo para fazer o contraste e, com o auxílio do pente, separe as mechas e prenda-as com grampos.

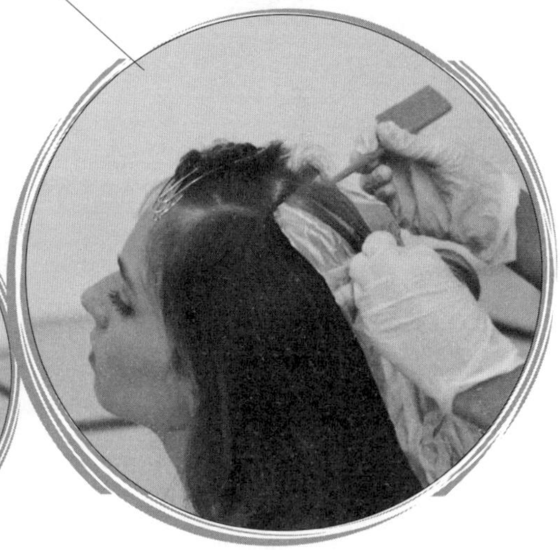

A aplicação da química é feita com pincel e o auxílio do papel-alumínio, que serve de apoio para os fios enquanto o pincel colore a mecha.

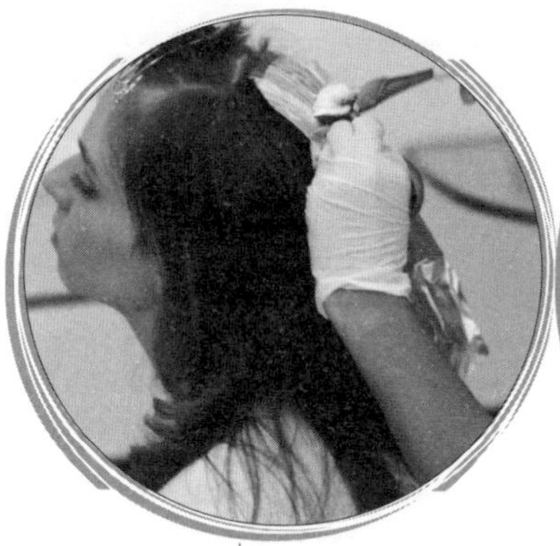
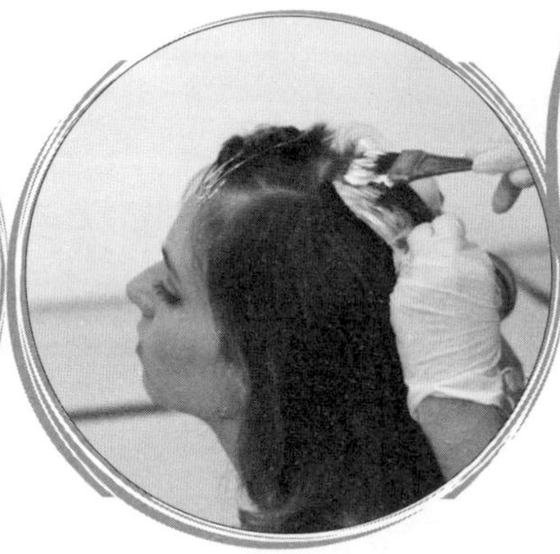

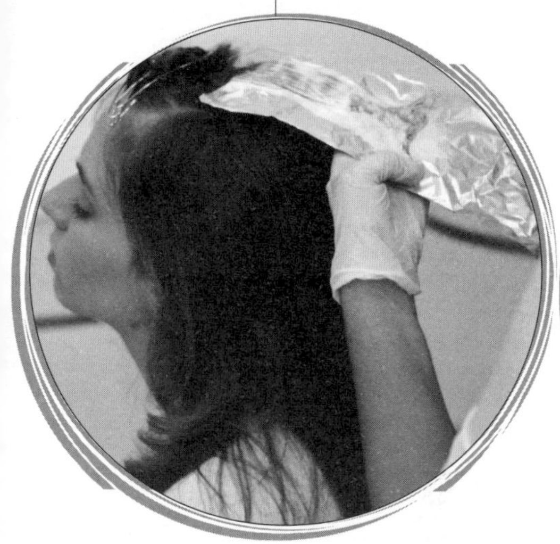
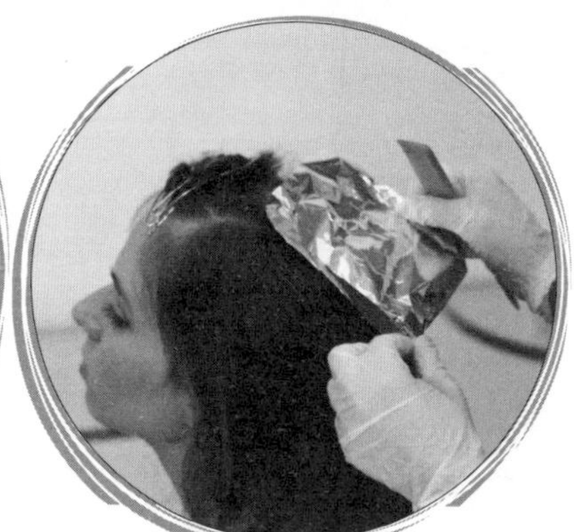

Depois de colorida, a mecha é embrulhada cuidadosamente em papel-alumínio.

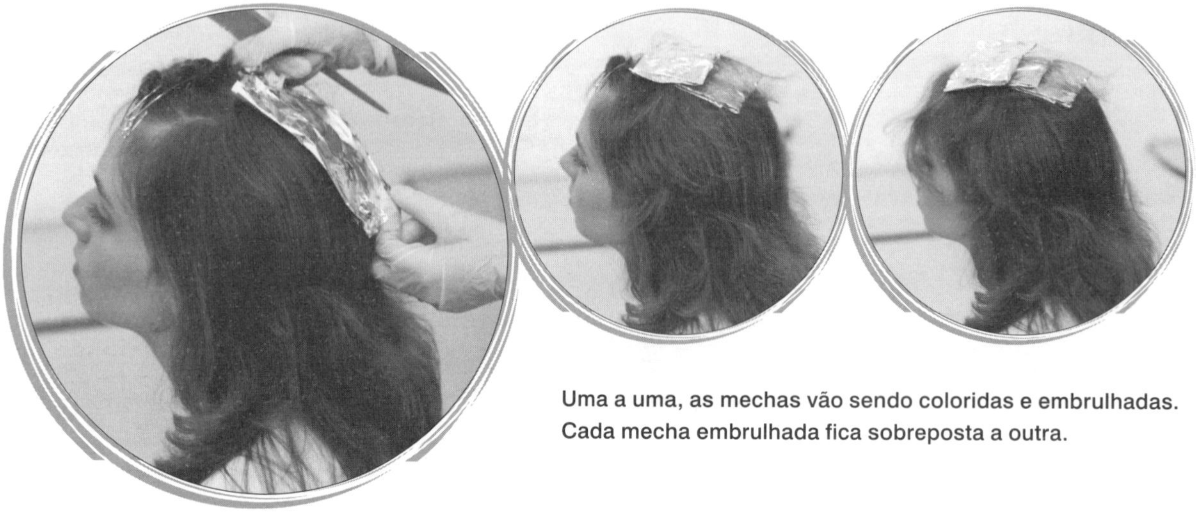

Uma a uma, as mechas vão sendo coloridas e embrulhadas. Cada mecha embrulhada fica sobreposta a outra.

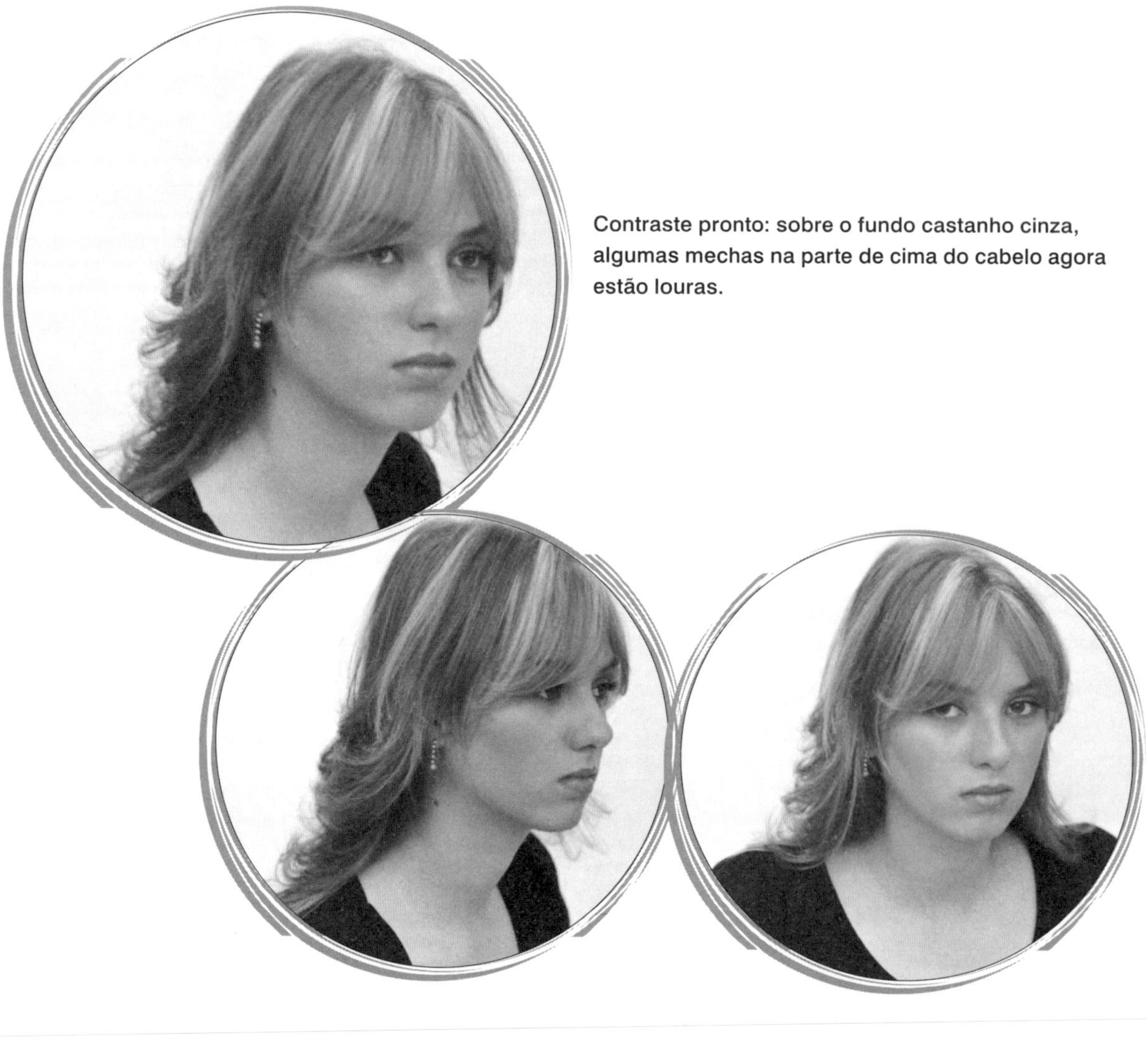

Contraste pronto: sobre o fundo castanho cinza, algumas mechas na parte de cima do cabelo agora estão louras.

Extensões

um super-recurso

Vantagens e desvantagens das extensões capilares; informações básicas sobre colocação, escolha de produtos e materiais adequados; utilização de apliques.

Um dos maiores dramas para mulheres e cabeleireiros está no fato de os cabelos demorarem a crescer. Por causa disso, elas têm horror de cortar, temem não gostar do resultado e sofrer durante muito, muito tempo. Eles, por sua vez, penam com a ansiedade da cliente. E, diante de tamanha pressão, frequentemente sucumbem ao medo delas, desistindo do corte, ou enfrentam o desafio da pior forma possível: impondo a melhor solução do ponto de vista deles, cabeleireiros. Nesse quadro, não há muitos finais felizes. Clientes choram e cabeleireiros têm muito trabalho pela frente para consertar o mal-entendido.

Ao mesmo tempo, quem nunca teve cabelo comprido – por não ter paciência de esperar crescer as madeixas e passar por todo aquele inconveniente de pontas e tamanhos desiguais até chegar ao comprimento desejado – também sonha com o que não tem: mais exatamente, um cabelão lindo.

Ávida por transformar sonho em realidade custe o que custar, a indústria da beleza vem fazendo o que pode para trazer satisfação à consumidora. E probleminhas como esses não iam ser obstáculo. Assim sendo, senhoras e senhores, bem-vindos ao maravilhoso mundo da extensão capilar!

O resultado é incrível. E, vale ressaltar, incrível também costuma ser a dor de cabeça que o cliente – afinal, há homens interessados nessa técnica – sente nos primeiros dias de uso, com os novos fios amarrados com firmeza ao couro cabeludo.

A verdade é que a extensão – ou *megahair*, como também é conhecida a técnica – tem suas vantagens. Se o profissional do cabelo e clientes estiverem bem preparados e informados sobre a aplicação, as chances de um bom resultado são altas.

O que é preciso saber

| Colocar *megahair* ou *interlaces* – ou seja, fazer uma extensão ou alongamento capilar – significa colar ou prender ao cabelo original quantas mechas (de cabelo natural ou sintético) forem necessárias para dar o efeito desejado de comprimento.

| Para identificar se a extensão é de cabelo natural ou sintético, basta fazer um teste: queime um fio; se sentir cheiro de cabelo queimado e a ponta não enrolar, o cabelo é natural.

| *Megahair* é extensão capilar com cola. *Interlace* é extensão capilar com mechas entrelaçadas ao fio original.

| Para fazer o alongamento com cola, recomenda-se ter no mínimo 2 cm de cabelo original – o cabelo da cabeça. Se o comprimento for menor que isso, a ligação entre os fios falsos e os naturais fica visível.

| Para fazer o *interlace*, é bom que o cabelo original tenha no mínimo 10 cm de comprimento.

| O tempo que se leva para colocar as extensões dos fios depende da quantidade de cabelo e da experiência do profissional. Pode variar de três horas a quase três dias.

| Prefira sempre cabelo verdadeiro nas extensões. Fica mais natural, sem falar que pode ser tingido, embaraça menos e tem mais maleabilidade do que o sintético. Nos fios sintéticos, as fibras são mais vulneráveis e quebram com facilidade.

| Os cabelos humanos mais caros para as extensões capilares são os louros naturais. Os pretos são os mais baratos.

| Cabelo com *megahair* pode ser tingido, desde que isso não aconteça no mesmo dia da aplicação.

| Na aplicação com cola, as mechas são emendadas ao cabelo original com uma cola aquecida e derretida, usando-se pistola de aplicação.

| Na aplicação com *interlace*, cada tira de cabelo a ser aplicada é entrelaçada ao cabelo original e amarrada com uma linha de látex.

| Uma variante dessa técnica: com o cabelo original, faz-se uma trança nagô bem fina e rente ao couro cabeludo; nela se costuram as mechas do *interlace*. Para isso, usam-se linha de náilon e uma agulha de tapeçaria ou uma agulha grossa de costura.

você sabia?

As mulheres de uma distante tribo no norte do Vietnã fazem *interlace* com mechas de cabelos de ancestrais falecidos. A prática começa logo na infância, e, na vida adulta, algumas chegam a ter cabelos com mais de 2 m de extensão. Geralmente os fios que ficam com esse comprimento são enrolados como um turbante em volta da cabeça.

| Atenção: uma das contraindicações do *megahair* é a alergia à cola. Há pessoas que chegam a desenvolver dermatite por causa dela. Dê preferência, portanto, à cola de queratina, substância que já faz parte da composição natural do cabelo. O outro tipo de cola disponível no mercado é a de silicone, a mesma usada em pistolas de artesanato.

| Cabelos com *megahair* devem receber alguns cuidados especiais. São proibidos, por exemplo, secador, sauna e touca térmica, porque, com o calor, a cola que prende as mechas pode derreter e a extensão cair todinha. Outro cuidado é manter os fios sempre desembaraçados. Só não pode, em hipótese alguma, passar o pente nas emendas da cola.

| No caso do *interlace*, são permitidos banhos de piscina e mar, sauna, touca térmica, secador, coloração e, claro, lavar. Mas é preciso ter o mesmo cuidado do *megahair*: desembaraçar bem os fios. Recomenda-se, na hora de lavar, não jogar a cabeça e o cabelo para baixo e evitar os movimentos circulares, que embaraçam bastante os fios.

| Também pode usar gel ou *spray*, e cortar, como qualquer outro cabelo.

| O *megahair* dura mais na cabeça dos mais cuidadosos. Seja como for, depois de um mês, algumas mechas podem se soltar. O ideal é fazer manutenção todo mês ou a cada dois meses.

| Quem tem *interlace* deve ir ao salão pelo menos a cada dois meses para cuidar da sua extensão. À medida que o fio cresce, as tiras entrelaçadas vão ficando frouxas. É necessário apertá-las periodicamente.

| Quem quiser desistir do cabelão *fake* deve fazer isso no cabeleireiro, de preferência com o mesmo profissional que fez a extensão. Retirar os fios é tão trabalhoso quanto colocar.

| As técnicas do *megahair* e do *interlace* podem ser aplicadas a vários tipos de cabelos: lisos, crespos, ondulados ou rebeldes. Mas os cabelos danificados e frágeis sofrem com o peso das mechas. É preciso avaliar a condição dos fios antes de fazer o alongamento.

E agora, as *great lenghts*

Great lenghts, ou grandes extensões, é a marca registrada do alongamento que o fabricante diz ser feito com cabelos virgens, vindos diretamente dos templos da Índia, que seria o cabelo de melhor qualidade que existe.

A técnica é diferenciada: não há uso de cola, e sim de polímero de queratina, que tem o mesmo peso molecular do fio do cabelo. O polímero de queratina é resistente a piscina, sauna, secador e praia. Com a fusão do cabelo com a queratina, as substâncias se identificam e a união dos cabelos fica mais resistente ao calor, à umidade e a produtos químicos, como coloração.

O alongamento dura mais tempo, sem precisar de muita manutenção. A aplicação das *great lenghts* é feita mecha a mecha, sem cola (evita a quebra ou queda de cabelo). Depois da aplicação, é necessário cortar para alinhar todos os fios. Não é indicado para cabelos com qualquer tipo de alisamento.

Nem *megahair*, nem *interlace*. É o *safe hair*!

Safe hair – na tradução literal do inglês, cabelo seguro, no sentido de protegido – é o entrelaçamento que une as técnicas do *megahair* e do *interlace*, colando as mechas entre si e depois amarrando-as com elásticos bem fininhos. Esse trabalho demora mais ou menos seis horas para ser realizado e pede manutenção no salão a cada três meses.

Uma extensão à italiana

Uma técnica de extensão usada também no Brasil é o nó italiano, que entrelaça as mechas junto com o cabelo natural por meio de pequenos nós fixados com fio de silicone ou elástico fininho ou látex. É necessária manutenção frequente.

De onde vêm os fios?

| Grande parte dos cabelos naturais que são usados em perucas e apliques vem do sul do Brasil ou da Argentina.

| O cabelo europeu não só é difícil de encontrar em quantidades significativas, como o fio tem um diâmetro pequeno (principalmente o louro) para ser usado nos alongamentos e extensões. Sem falar que, mesmo que houvesse quantidade significativa de cabelo europeu disponível no mercado, ele também não seria adequado, por já vir, em sua maioria, quimicamente tratado.

você sabia?

Diariamente, milhões de mulheres indianas juntam o cabelo que se desprende na escovação – chamado de "cabelo escovado" – para fazer novelos para venda. É o cabelo mais barato que existe no mercado, mas tem de ser submetido a tratamento químico para poder ser utilizado, o que encarece o preço final das mechas.

| O cabelo chinês, disponível em grande quantidade para venda, não é adequado para alongar os cabelos das mulheres ocidentais. O fio chinês tem formato redondo, e o fio ocidental tem formato oval. Isso dificultaria a união das mechas e tornaria o cabelo grosso e com caimento rígido.

Sem compromisso: os apliques

Para quem gosta de variar o visual, o bom e velho aplique pode alongar qualquer cabelo com o auxílio dos grampos de sempre. E o que é melhor: não dá dor de cabeça durante ou após a colocação.

Alguns dos formatos mais conhecidos de aplique:

Rabo de cavalo, trança, coque, franja e mechas coloridas | *geralmente vêm com presilhas, velcros, faixinhas ou pentes, que facilitam a colocação.*

Scrunchy | *uma espécie de coque com fios desalinhados que pendem do aplique. Pode ter cores e comprimentos variados.*

Hair plus | *conjunto de fios para ser usado por baixo do cabelo original e que tem, de longe, um efeito parecido com o do* megahair.

Dicas de aplique

| Na dúvida entre qual aplique escolher, prefira o de fios lisos. Nele você poderá fazer cachos, tranças ou colocar pequenos acessórios.

| Para o aplique parecer natural, ele precisa ser de cor igual ou muito próxima à do cabelo. Também é essencial fixá-lo bem, para evitar que a emenda entre o cabelo *fake* o e natural fique à mostra, e, claro, para evitar que se desprenda.

| Depois do uso, é bom deixar o aplique pegando ar e, em seguida, penteá-lo cuidadosamente. Guarde-o numa caixa onde ele não embarace nem receba umidade.

Cabelo com problema

queda e outras dores de cabeça

O que fazer quando o cabelo precisa de ajuda cosmética para problemas como queda, caspa e fragilidade dos fios; a palavra de médicos e dermatologistas.

Quando o cabelo não está passando bem, seu dono também vai mal. A produção do bulbo capilar e o consequente crescimento dos fios estão diretamente ligados à boa saúde. Portanto, antes de sair correndo em busca de tratamentos para mudar o aspecto do cabelo num passe de mágica, é melhor pensar no que está comendo, em como está vivendo e em como anda seu estado geral. Para a grande legião de viciados em cosméticos e procedimentos embelezadores, não é, acredite, o conselho mais agradável de ouvir. Não é também o que muitos profissionais do cabelo costumam dizer a seus clientes. Mas – o que fazer? – é o mais correto.

Assim sendo, o melhor é procurar no salão de beleza o que ele de fato tem a oferecer: tratamentos complementares para a vitalidade do cabelo. O embelezamento é apenas consequência desses cuidados. Os xampus para queda de cabelo, no caso, nada mais fazem do que recuperar a qualidade do fio, e, assim, ajudam a dar um aspecto mais saudável ao cabelo. Em alguns casos – mas só alguns –, reduzem a queda.

você sabia?

Dá para identificar se uma raiz de cabelo é ativa ou não pelo fio que caiu. Quando o bulbo do cabelo tem uma aparência esbranquiçada, significa que sua raiz já está morta há algumas semanas. No fio vivo, o bulbo é volumoso e escuro.

O cabelo apresenta características – como densidade, textura, padrão e cor – que resultam da hereditariedade. Mas as condições em que se encontra dependem quase sempre de fatores variáveis, como o estado geral de saúde, a higiene capilar, o tipo de xampu e outros produtos de tratamento que são usados. Dependem também da utilização de pentes, escovas, bobes ou secadores.

No caso específico da queda de cabelo, até certo ponto ela é normal: um fio cai porque por baixo dele nasceu um novo fio, que bom! No entanto, alguns distúrbios podem desencadear uma queda anormal de cabelo, tanto em homens quanto em mulheres.

O número médio de fios de cabelo na cabeça varia de 90 a 100 mil. É normal perder de 100 a 150 fios por dia. Se essa perda não for compensada por novos fios e se a quantidade de cabelo que cai for visivelmente maior do que é considerado normal, é preciso procurar um médico.

Por que caem os cabelos

Há alguns motivos mais frequentes para o fato de estar acontecendo a queda:

Medicamentos | o uso de alguns tipos de medicamentos pode ser a causa. Remédios para problemas cardíacos, hipertensão, artrite, depressão ou anemia, por exemplo, são os mais comuns.

Tratamento contra o câncer | determinados tratamentos contra a doença fazem as células responsáveis pelo crescimento do cabelo pararem de se dividir, e os fios começam a ficar finos e quebradiços. Esse sinal é visível depois de uma a três semanas de tratamento. Alguns pacientes podem perder mais de 90% dos cabelos. A boa notícia é que depois os fios voltam a crescer.

Massagens e escovações repetidas e muito vigorosas | escovar o cabelo pelo menos duas vezes ao dia é bom, mas faça isso com suavidade, para não enfraquecer a estrutura dos fios.

Estresse emocional | pode gerar cabelos fracos e sem vida, além de uma perda súbita, temporária e desigual dos fios.

Alimentação inadequada, falta de vitaminas e desequilíbrios nutricionais (de vitaminas e de minerais) | a ausência de vitamina A, por exemplo, pode resultar em descamação do couro cabeludo, mas o excesso dessa vitamina durante um longo período pode causar queda de cabelo. Embora seja formado pela queratina, o fio do cabelo tem outros nutrientes responsáveis pela manutenção de seu estado saudável. Na lista dos colaboradores dos fios brilhosos e do couro cabeludo livre de escamações estão a niacina, a biotina, o zinco e as vitaminas A, B6 e C.

Dieta pobre em proteína | sem proteína na alimentação, o corpo logo se ressente da falta e economiza seu estoque proteico, fazendo com que os fios parem de se multiplicar. Se a situação se prolongar, depois de dois ou três meses de deficiência pode ocorrer uma queda maciça dos

você sabia?

A maior parte dos problemas de queda de cabelo pode ser evitada com pequenos hábitos de higiene. Couro cabeludo limpo gera fios fortes e saudáveis.

cabelos. Uma vez detectada a origem do problema, para acabar com a queda basta equilibrar a dieta.

Tireóide | hipotireoidismo e hipertireoidismo podem provocar queda de cabelo. Esse tipo de queda pode ser comprovada por exames laboratoriais. Um tratamento médico adequado é a solução.

Anemia e carência de ferro | quando o sangue registra baixos índices de ferro, os fios podem cair. Isso acontece em razão de a uma dieta pobre em ferro ou pelo fato de o organismo não conseguir absorvê-lo naturalmente. Exames laboratoriais acusam a deficiência, que deve ser corrigida pelo médico e, claro, por uma alimentação equilibrada.

Cosméticos e cuidados impróprios | a água oxigenada e a química de colorações, descolorações, alisamentos ou permanentes podem danificar os fios quando o uso for contínuo. O resultado é um cabelo quebradiço e fraco.

Circunstâncias ambientais, poluição etc. | expor o cabelo regularmente a um meio hostil, com excesso de umidade, poluição e outros fatores agressores da natureza, não faz bem à saúde do cabelo.

Problemas imunológicos | quem está com imunidade baixa, passando por algum tratamento de saúde, deve ficar atento à queda de cabelo, que pode ser sinal dos efeitos de uma eventual doença no organismo.

Fatores genéticos | a alopecia é uma manifestação fisiológica que ocorre em pessoas geneticamente predispostas. A herança genética pode vir do lado materno ou paterno.

Descolorações sucessivas com preparados à base de água oxigenada | os cabelos ficam finos, ásperos, secos, com pontas duplas, o que os deixa quebradiços e sujeitos à queda.

Especificamente nas mulheres, as causas de queda capilar mais comuns são:

Alterações hormonais | após o parto, após a interrupção da pílula anticoncepcional ou após a menopausa.

Gravidez e pós-parto | na gravidez, a mulher perde menos cabelo do que perderia se não estivesse grávida. Cerca de dois a três meses após ter o bebê, começa uma espécie de compensação do ciclo, com a queda dos fios. É natural que isso ocorra de um a seis meses depois do parto. Se a queda persistir fora desse período, deve-se buscar orientação médica.

Pílula anticoncepcional | geralmente, se a mulher apresenta queda de cabelo enquanto está tomando a pílula é porque já tem tendência a ter menos cabelo. No caso, ela deve levar o problema ao seu ginecologista.

Penteados que deixam os cabelos muito apertados | o uso excessivo de penteados presos (como rabos de cavalo, tranças e coques) e de bobes muito apertados, bem como escovas muito frequentes, deixam o cabelo mais frágil. É sempre bom alternar cabelo preso e cabelo solto.

E o que fazer para ajudar?

| Evite dietas "milagrosas" que possam comprometer a ingestão de nutrientes essenciais.

| Faça exercícios. A atividade física aumenta o fluxo sanguíneo, que é o responsável pela oxigenação do couro cabeludo. Isso sem falar que o esporte e o exercício ainda aliviam o estresse.

| Lave os cabelos com um xampu suave (principalmente se tiver o hábito de lavá-los diariamente).

| Evite pentes afiados e escovas de plástico, que só fazem quebrar o cabelo.

| Não escove ou penteie o cabelo com muita força enquanto estiver molhado.

| Após lavar, deixe que o cabelo seque naturalmente. Mas, se precisar usar o secador, nunca o segure muito próximo da cabeça (uma distância de uns 15 cm é a ideal) e regule o calor para a intensidade mínima ou média.

| Evite expor o cabelo a substâncias químicas agressivas, como o cloro das piscinas, por exemplo.

| Use chapéu para proteger os cabelos e o couro cabeludo da ação do sol.

| Faça, semanalmente, uma massagem no couro cabeludo.

Recapitulando:
o cabelo vai mal? Então
deve-se procurar, pela ordem:
1 | Um clínico geral – quem não conta com um clínico geral tem um problema na vida, e não é necessariamente a queda do cabelo. Um clínico geral familiarizado com o histórico médico do paciente pode ser determinante na primeira avaliação desse e de qualquer problema de saúde.
2 | Um dermatologista.
3 | Um bom cabeleireiro.

Portanto, no que se refere ao tratamento da saúde, não é aconselhável igualmente recorrer somente a soluções tópicas. Quer dizer, em primeiro lugar, vem o clínico geral, que poderá avaliar o estado da pessoa como um todo. Especialistas – no caso, dermatologistas – entrarão em cena para complementar o trabalho do clínico.

Essa estratégia só tem um inimigo poderoso: o fator genético ou hereditário – especialmente no caso da queda dos fios e da tendência à calvície. Aí há mesmo pouco a fazer. Se a saúde vai bem e a causa do problema tem a ver com o DNA, só resta relaxar e aprender a viver com essa característica. Quase sempre o problema não é tão grave quanto nos parece.

Informação é importante

De resto, informação sobre as mazelas do cabelo tem sempre um ótimo efeito terapêutico. Para começar, é bom saber que, frequentemente, o problema começa no couro cabeludo.

Muitas vezes, os médicos receitam uma solução de minoxidil, que, quando esfregada diariamente no couro cabeludo durante um mínimo de quatro meses, produz uma melhora temporária na calvície masculina. Mas ela volta a progredir quando se interrompe o tratamento. O minoxidil é menos apropriado para o tratamento da calvície feminina.

A queda, em "dermatologês"

No consultório do dermatologista, queda de cabelo se chama alopecia. Em 20% a 30% dos casos, a alopecia está associada a outras enfermidades de natureza imunológica: tireoidites, diabetes, lúpus, vitiligo etc. Rinites e outras condições alérgicas são encontradas em mais de 40% das pessoas que têm alopecia. É bom saber que:

| ***Alopecia androgenética*** é a famosa calvície masculina por predisposição genética. A perda do cabelo acontece de forma progressiva, até chegar ao estágio em que o fio não atinge o estado de vida adulta, permanecendo apenas como uma penugem, conhecida como *velus*, semelhante à que os bebês têm. No homem, a calvície tem um padrão: caminhando para trás da linha do cabelo da testa (na mulher acontece somente uma perda difusa do cabelo). Se há um culpado para a calvície, ele atende pelo nome de dihidrotestoterona ou DHT, que é a testosterona transformada na corrente sanguínea depois da ação de uma enzima. Quanto mais DHT nos folículos capilares, mais finos e escassos os cabelos.

| ***Alopecia areata*** é a perda capilar em áreas localizadas do corpo ou no corpo todo – neste último caso, é chamada de alopecia areata universal. Esse tipo de doença está diretamente ligado ao sistema imunológico (de defesa) do organismo e pode atingir pessoas de qualquer idade e sexo. Geralmente é

associada a algum acontecimento de forte repercussão emocional na vida da pessoa. Em alguns casos, a perda pode ocorrer nos cílios, em partes do bigode e da barba e, nos casos mais comuns, nos cabelos da cabeça. Às vezes, mesmo sem tratamento, depois de seis meses os pelos voltam a crescer. Quando são os cabelos que voltam a nascer, eles retornam brancos.

| ***Alopecia difusa*** acontece quando uma queda normal, de troca sazonal de cabelo, se intensifica. Pode ser no pós-parto, no período que sucede dias de febre alta ou em estados nutricionais debilitados.

| ***Alopecia traumática*** está ligada aos hábitos de uso do cabelo, como os penteados presos, tranças, rabos de cavalo e coques. O trauma se dá, mais exatamente, na haste do fio, fazendo com que partes do couro cabeludo fiquem sem cabelo.

| ***Alopecia cicatricial*** é a perda definitiva de cabelo decorrente da destruição dos folículos por um processo externo a eles. Pode ser queimadura, cirurgia ou doença grave. Há também a alopecia causada pelo desenvolvimento de uma doença sistêmica.

Caspa, um péssimo cartão de visitas

Caspa é o nome popular de um problema chamado *pitiríase capitis*, que consiste na descamação excessiva do couro cabeludo. Sua manifestação mais precoce é a chamada crosta láctea, que se forma na cabeça do recém-nascido. Mas na vida adulta é um problema capilar bastante desagradável, e o pior dano que causa é mesmo à imagem da sua vítima. Pode ter origem genética, emocional ou mesmo ser uma reação ao clima – mas não é contagiosa.

O primeiro passo do tratamento é uma boa higiene regular do couro cabeludo. O passo seguinte é o uso de xampus especiais anticaspa, que são antimicrobianos e contêm substâncias como octopirox, piritionato de zinco, ácido salicílico e corticoides. Se nada disso resolver, o médico deve ser consultado.

Dermatite, psoríase e Cia.

| A **dermatite** se caracteriza pelo aumento da produção de gordura e oleosidade do couro cabeludo. Costuma-se apontar o fator genético como sendo o causador e o estresse como aquele que desencadeia e mantém o processo. Atinge desde recém-nascidos até adultos, e é de difícil controle.

| A ***psoríase* do couro cabeludo** é uma doença de pele, determinada geneticamente, de difícil tratamento. Consiste no surgimento de placas avermelhadas que podem ou não ser seguidas de coceira. Também produz descamação semelhante à da caspa.

| A **tinha**, ou **tinea**, é micose em "dermatologês". Trata-se de um tipo de infecção causada por fungo, e está ligada principalmente à falta de higiene do couro cabeludo.

| A **tricotilomania** é a mania superesquisita que algumas pessoas têm de arrancar os próprios fios de cabelo. Como disfunção emocional que é, deve ser tratada preferencialmente por psicólogos.

Dicas da medicina ortomolecular para a saúde dos cabelos

Complexo B | é fundamental tanto para a pele quanto para o cabelo. Dentre os elementos que compõem o complexo, a biotina, o ácido pantotênico e o inositol atuam na fibra capilar e melhoram a saúde do couro cabeludo. Pode ser encontrado em carnes, cereais integrais, farelos, frutas, grãos e nozes.

L-cisteína | constitui-se numa precursora da queratina, a substância responsável pela estrutura do fio. Quando associada à vitamina B6, tem sua absorção facilitada. Pode ser encontrada em proteínas de origem animal, como carnes, laticínios e ovos.

Zinco | tem poder antioxidante e facilita a irrigação do bulbo capilar, evitando a atrofia do fio. Nos homens, inibe a ação da enzima 5-alfa-redutase, que desencadeia a queda de cabelo de origem genética. Pode ser encontrado em frutos do mar, carnes, fígado, frutas secas e sementes de abóbora.

Cobre | atua em parceria com o zinco. Pode ser encontrado em leguminosas, como o feijão, e em aves, frutos do mar, fígado e frutas secas.

Enxofre | também antioxidante, é o quarto mineral mais abundante no organismo, fundamental para a formação da cisteína, o aminoácido básico da queratina. Pode ser encontrado em peixe cru, cebola, alho e pimentão vermelho.

Sílica | difícil de ser obtida unicamente pela alimentação; fortalece a estrutura do fio. Pode ser encontrada, por exemplo, no chá de cavalinha.

Co-enzima Q10 | age na mitocôndria, a central de energia da célula, melhorando a circulação sanguínea e otimizando o aporte de nutrientes ao bulbo capilar. É particularmente indicada para diabéticos. Pode ser encontrada nos peixes de água fria.

Ômegas 3 e 6 | fortalecem a estrutura do fio. Podem ser encontrados nos óleos de prímula, de salmão ou de linhaça. Igualmente nas sementes de linhaça em peixes de água fria.

Cabeleireiro

o que ele precisa saber

Fundamentos básicos para exercer a profissão; comportamento profissional; relacionamento com o cliente.

Cabeleireiro não é psicólogo. Mas muitos profissionais que trabalham para a beleza do cabelo se definem assim. Considerando que eles precisam lidar com o desejo (e muitas vezes a fantasia) do cliente em relação à melhoria da própria aparência, a comparação com alguém que investiga a psique de um ser humano para proporcionar alívio a aflições psicoemocionais faz sentido. Mas melhor seria que essa atribuição paralela e inerente à profissão de cabeleireiro encontrasse expressão apenas e simplesmente no bom desempenho das suas funções e no pleno exercício das habilidades, o que decididamente não é pouco.

O aperfeiçoamento permanente dos conhecimentos, a atualização constante em relação a tendências de estilo e, principalmente, a humildade em reconhecer que o cliente tem muito a contribuir para o bom resultado do trabalho são pré-requisitos fundamentais para o sucesso na profissão. Um cabeleireiro que se preza deve ter igualmente um genuíno interesse pelos seus clientes, buscando compreender melhor seu universo, seus anseios e expectativas. Para isso, na primeira vez que se encontram deve ser feita a anamnese, aquela conversa entre profissional e cliente de que já falamos antes.

> Melhor cabeleireiro será aquele que colocar sua sensibilidade e seu talento a serviço da técnica – esta, sim, a principal ferramenta do profissional do salão de beleza. Não há vocação, talento e espontaneidade que resistam à falta de estudo e de preparo.

Conclusão: ser um bom cabeleireiro já exige muito de um profissional. Melhor deixar a psicologia para os especialistas na área.

O conhecimento técnico, vale ressaltar, não descarta o aprimoramento pessoal da escolaridade convencional. Termine seus estudos, se não terminou. Na medida em que a jornada de trabalho permitir, busque cursos de extensão. Seja uma pessoa instruída e bem-informada. Lembre-se de que a beleza tem muitas formas e expressões – e a estética é só uma delas. Quanto mais estudar e treinar o olhar para encontrar e compreender a beleza do mundo, melhor profissional da beleza você vai ser.

Voltando ao conjunto de qualidades desejáveis na profissão, o cabeleireiro deve ter:

- *Habilidade manual*
- *Boa aparência*
- *Senso de estética*
- *Criatividade*
- *Sensibilidade para cores e formas*
- *Autodisciplina*
- *Capacidade de concentração*
- *Boas maneiras e cortesia com colegas, funcionários e clientela*
- *Resistência física*

Isso para começar. Mas há questões secundárias envolvidas e que são igualmente importantes. Por exemplo: a profissão é contraindicada para quem tem predisposição para varizes, alergias, doenças de pele e respiratórias. E é especialmente indicada para quem tem aguda capacidade de observação e curiosidade pela natureza humana.

Mais uma vez: esse gosto pelo contato com pessoas talvez seja o maior aliado que um cabeleireiro tenha na sua prática diária. Buscar entender o estilo de vida de uma pessoa, sua personalidade e seu modo de agir pode ser essencial para que um corte ou a cor da tinta, por exemplo, deem bom resultado. Comunicação, afinal, é o nome desse negócio.

Há cabeleireiros que chegam a afirmar que, se tiverem meia hora para fazer um cabelo, preferem gastar 20 minutos conversando e cortar em 10. É o diálogo que vai definir e complementar a técnica a utilizar, caso a caso. Se conhecer o perfil do cliente para lhe oferecer um serviço mais adequado é primordial, a melhor maneira de fazer isso é dar um tratamento personalizado, em que o cabeleireiro trata o cliente pelo nome – e não se esquece dele numa segunda visita. Esse tipo de marketing, hoje bem explorado no cotidiano de um salão, estabelece uma relação muito interessante com o consumidor. É a qualidade dessa relação que vai firmar um vínculo de lealdade e confiança com o salão, seja ele famoso ou não.

você sabia?

O Departamento de Saúde do município de Onondaga, em Nova York, conta com o apoio dos cabeleireiros para ajudar mulheres que sofrem abusos domésticos. Os profissionais foram treinados para reconhecer sinais de abuso físico e indicar os serviços de ajuda telefônica e das organizações que se mobilizam por essa causa.

Agora, o cliente

Do ponto de vista do cliente, há igualmente procedimentos a observar para o bom relacionamento com o cabeleireiro e um melhor resultado dos serviços prestados. Algumas sugestões:

1 | Evitar o excesso de intimidade com os profissionais

Salão de beleza não é confessionário nem consultório de psicanálise.

2| Lembrar que cabeleireiro não faz milagre, tampouco transforma o cliente na imagem daquele artista ou celebridade da foto

Alguns salões já contam com um programa especial de computador que sobrepõe o corte, a cor ou o penteado desejado à foto do cliente, evitando assim possíveis insatisfações.

3| Evitar mudança radical no visual no dia ou às vésperas de um evento importante, como festa ou casamento

Mudanças radicais devem ser feitas, de preferência, em várias etapas, para que a pessoa vá se acostumando e testando a nova aparência. Não há profissional ou cliente que aguente a pressão de uma mudança desse tipo num dia decisivo.

4| Exigir atenção do profissional

Conversar com o profissional, principalmente antes do atendimento, é fundamental. Dessa maneira, o cliente poderá explicar exatamente o que gostaria de fazer. Cabeleireiros que não sabem ouvir quase sempre também não sabem fazer bem o seu trabalho.

Agenda e marcação de horários: cuidado

Frequentemente a marcação de horários de um salão de beleza não passa pelo cabeleireiro. A maior parte dos salões hoje tem recepções que atendem o cliente, além de administrar a agenda de cada profissional. Mas, sendo você ou não o responsável por esse agendamento, tenha em mente que essa é uma questão das mais sensíveis em se tratando do relacionamento profissional/cliente. Muitas parcerias de sucesso entre os dois podem terminar com um desentendimento por causa do horário, alguém que "passou na frente", horários que não foram cancelados, atrasos exagerados etc.

Para que dissabores não aconteçam e prejudiquem sua estabilidade no trabalho e até seu bom nome profissional, mantenha sua agenda no horário e, em caso de atrasos involuntários, fale a verdade com seu cliente, peça a compreensão dele. Porque nada pior que uma desculpa esfarrapada, como se diz. Ou, pior ainda, a indiferença.

Procure dar o mesmo tratamento a todos, sejam os clientes compreensivos ou aqueles tidos como difíceis. Muitas vezes, o cliente difícil acaba sendo mais bem-tratado pelo profissional, com medo de que ele traga problemas. E o compreensivo acaba sendo punido pelo bom temperamento. Cuide para que isso não aconteça com sua clientela.

É bom lembrar que, no Brasil, um cabeleireiro pode vir a ser processado por dano moral, com base no artigo 20 do Código de Defesa do Consumidor, que trata da qualidade dos serviços prestados. Nesses casos, pode-se exigir que o trabalho seja refeito ou que o valor pago seja restituído ou sofra desconto.

você sabia?

O santo que protege os cabeleireiros é São Luís IX, reverenciado internacionalmente no dia 25 de agosto.

O cliente de salão de beleza é alguém especialmente suscetível ao resultado do serviço prestado e pode dar trabalho sempre que esse resultado não for satisfatório. Mas está no seu direito como consumidor. Nesse, como em outros casos previstos no Código de Defesa do Consumidor, a lei ampara qualquer pessoa que se sinta envolvida em transtorno moral.

Uma profissão orientada pela indústria da beleza

A profissão de cabeleireiro no Brasil não exige formação de nível técnico. A formação é oferecida em cursos de qualificação profissional de nível básico. Além disso, os interessados podem frequentar cursos e workshops oferecidos por empresas de cosméticos com produtos de suas marcas. Grandes salões também organizaram centros técnicos para profissionais da área. Além disso, há os cursos livres de escolas de beleza e cosmetologia, no Brasil e no exterior. Os Estados Unidos são líderes na quantidade de ofertas de escolas e cursos na área. Veja aqui algumas sugestões:

Brasil

| Senac
www.senac.com.br
(Acessando o site é possível descobrir o centro profissional mais próximo)

| Centro Técnico Wella/RJ
Tel. 0800-219276
http://www.wellaprofessionals.com.br/home_professionals/index.jsp

| Centro Técnico Schwarzkopf/RJ
Tel. (21) 3970-0001

| Centro Técnico Werner/RJ
Tel. (21) 2542-7777
www.wernercoiffeur.com.br

| Centro Profissional Edson Freitas/RJ
Tel. (21) 2424-5658 / 2424-5893 / 2424-5726
www.edsonfreitas.com.br

| Centro de Treinamento Jacques Janine/SP
Tel. (11) 3255-5714 / 3258-3495
www.jacquesjanine.com.br

| SoHo Academy/SP
Tel. (11) 2287-4226
www.sohohair.com.br

| Escola Teruya/SP
Tel. (11) 2229-7829 / 2229-4757
centro@escolateruya.com.br
www.escolateruya.com.br

| Centro Técnico Ikesaki/SP
Tel. (11) 3346-6964
http://www.ikesaki.com.br/centrotecnico.htm

| Escola Magno Alves/SP
www.magnoalves.com.br
(Oferece hospedagem para estudantes de outras cidades)

| Centro Técnico Xanadu/PR
Tel. (41) 222-9637 / 225-2252
www.aberc.org.br/news/home/default.asp?titulo=Associados%20X&staticpage=yes

Europa

| Academia Llongueras
Francesc Layret, 63
08911 Badalona – Espanha
(+ 34) 933841313
info@cc-llongueras.com
www.cc-llongueras.com
(Dispõe de um centro no campus da Universidad de Barcelona – UAB para abrigar estudantes de fora do país)

| Accademia Romana Acconciatura (S. R. L.)
Rampa Delle Mura Aurelie, 10
00165 Roma (RM) – Itália
Tel. (+39) 06 39375350
www.aldocoppola.it

| Toni Guy Academy
www.toniguy.com
(Há filiais da escola em várias cidades europeias, embora a empresa seja de origem ítalo-inglesa).

| Vidal Sassoon Academy
http://www.sassoon.com/education/index.jsp

| ESCM Ecole Supérieure de Coiffure Du Molard
Suíça
http://www.escm.ch/

Índia

| Eves Beauty
South Delhi
B194 Lajpat Nagar – 1
110024 – New Delhi
Tel. (+ 91) 26929808 / 26901326
www.evesbeauty.com

Estados Unidos

| Pivot Point – The Masters
www.pivot-point.com

| Arizona Academy of Beauty
www.arizonaacademy.com

| Earl's Academy of Beauty
www.earlsacademy.com

| Federico College of Hairstyling
www.federicocollege.com

| Marinello School of Beauty
www.marinello.com

| Academy of Beauty Culture
http://www.universities.com/On-Campus/Academy_Of_Beauty_Culture.html

| Antoine Du Chez Hairdresser School
http://www.beautyschool.com/schools/details/antoine-du-chez

| Xenon Int'l School of Hair Design
www.universities.com/On-Campus/Xenon_International_School_Of_Hair_Design_Ii_Inc.html

| Schilling Douglas School of Hair Design
www.schillingdouglas.com

| International Academy
www.iahd.net

| Loraine's Academy
www.lorainesacademy.com

| Sunstate Academy of Hair Design
www.sunstate.edu

| Headmasters School of Hair Design
www.headmastersschool.com

| Cameo Beauty Academy
www.cameobeautyacademy.com

| Hair Professionals Career College
www.beautyschool.com/hairprofessionals

| Midwest College of Cosmetology
www.midwestbeautycollege.com

| A Cut Above Beauty College
www.AcutAboveBeautyCollege.com

| Creative Hairstyling Academy
www.creativehair.com

| College of Hair Design
www.chd.net

| American Academy of Hair Design
www.aahairdesign.com

| Superior School of Hairstyling
www.citytowninfo.com/school-profiles/superior-school-of-hairstyling

| Capilo Institute
www.capilo.com

| Head Hunter School
www.headhunterschool.com

| Blaine Hair & Beauty School
www.blainebeautyschools.com

| Chic University of Cosmetolgy
www.chicuniversity.com

| Concorde School of Hair Design
www.concordeschools.com

| Natural Motion Institute of Hair Design
www.naturalmotioninstitute.com

| Gill-Tech Academy of Hair Design
www.gill-tech.com

Glossário

Ácido tioglicólico | Substância química utilizada em alisamentos ou permanentes.

Afro | Nome de penteado muito popular para o cabelo da etnia negra e que se caracteriza por volume natural e formatos variados.

À la garçonne | Estilo de corte feminino muito curto, como se fosse cabelo de homem.

Alopecia ou alopécia | Denominação médica para perda ou queda capilar.

Aminoácido | Ácido aminado. Classe de compostos orgânicos que colaboram para o fortalecimento dos cabelos.

Anágena | Fase do folículo piloso em que o fio do cabelo se encontra em crescimento.

Antirresíduo | Diz-se do xampu com formulação específica extra--limpante para retirar excesso de produtos cosméticos do cabelo, como musses, loções e cremes sem enxágue.

Antocianinas e flavonoides | Pigmentos naturais, geralmente encontrados nos vegetais, que são responsáveis, na formulação química de colorações, pelas tonalidades que vão do vermelho vivo ao violeta e do branco ao amarelo claro.

Babyliss | Versão giratória e curva da chapinha ou prancha para cachear e anelar os cabelos.

Bico de pato | Grampo plástico, em geral colorido e em formato de pinça, para prender o cabelo em mechas antes do corte, da escova e da coloração.

Bulbo | Local mais profundo da raiz capilar que abriga o folículo.

Catágena | Fase do folículo piloso em que o fio do cabelo se encontra em repouso.

Chanel | Nome do corte médio, de fio reto, com ou sem franja, inspirado na legendária estilista francesa Coco Chanel.

Chapa, chapinha ou prancha | Instrumento para alisamento e para o acabamento alisante de escovas, que prende o cabelo entre duas lâminas simples, de cerâmica ou ionizadas.

Colorimetria | Análise das cores e suas respectivas aplicações no cabelo.

Decapagem | O mesmo que exfoliação. Técnica que retira do fio, por meio de processo químico, o excesso de resíduos de produtos, como *leave-in*, condicionadores, finalizadores e *sprays*.

Descoloração | Ato de retirar quimicamente a cor do cabelo, deixando-o sem os pigmentos naturais.

Desfiadeira ou desbastadeira | Tipo de tesoura profissional com uma ou as duas lâminas dentadas, própria para desbastar e desfiar o cabelo, tirando volume.

Difusor | Acessório do secador manual que, quando acoplado à sua extremidade, distribui o ar de forma homogênea, dando volume ao cabelo.

Dreadlock | Estilo de penteado negro que se tornou mundialmente famoso com o movimento rastafári. Consiste em bolos cilíndricos de cabelo que pendem da cabeça como se fossem cordas. Os *dreadlocks* também podem ser chamados de *locks* ou *dreads*.

Escova | Designação comum a todas as escovas, tanto de secagem quanto de alisamento.

Estática | Atividade elétrica da atmosfera frequentemente conduzida ao cabelo por pentes e escovas ou potencializada pelo uso de determinados xampus ou produtos capilares.

Extensão | O mesmo que alongamento ou *megahair*.

Finalizador | Todo cosmético capilar que visa à finalização do penteado ou a uma melhora da textura do fio, após a lavagem ou após a secagem.

Folículo piloso | Formação epidérmica que origina o pelo.

Formol | Solução de aldeído fórmico em água. Tem sido bastante usada na composição de cosméticos como conservante.

Frizz | Efeito frisado, marcado ou ondulado na mecha do cabelo. Pode ser natural ou artificial, feito com prancha específica.

Garfo | Tipo de pente com dentes largos, em formato de garfo, indicado para cabelos crespos e com volume.

Glândula sebácea | Glândula situada na derme, é responsável pela produção de secreção protetora da pele.

Hena | Coloração vegetal em diferentes tonalidades de castanhos e vermelhos, que sai progressivamente nas lavagens do cabelo.

Henê | Tintura cosmética escura, à base de hena, que alisa e tinge os cabelos.

Hidratação | Ato de tratar o cabelo com substância que lhe devolva a umidade natural.

Interlace | Extensão dos cabelos pelo entrelaçamento de mechas naturais ou sintéticas aos fios originais.

Lauril | Componente químico básico de xampus e detergentes também. O mais utilizado é o lauril sulfato de sódio.

Leave-in | Denominação geral para os cremes e condicionadores de cabelo sem enxágue.

Megahair | Extensão dos cabelos pela colagem de mechas naturais ou sintéticas aos fios originais.

Melanina | Pigmento negro presente em vários locais do corpo, que define a tonalidade da pele e do cabelo.

Melanócitos | Células responsáveis pela produção da melanina.

Mineralograma | Análise química que traça o perfil mineral de uma pessoa a partir do fio de cabelo.

Nanômetro | A menor partícula divisível do metro. Referência para o espectro de ação do bastão de luz utilizado no *Photon Hair*.

Negro ou negroide | Fio de cabelo original da etnia negra, muito crespo e de textura áspera.

Neutralizar | Ato de tornar inerte a ação química de um produto e as cargas iônicas geradas por ele.

Oxidante | Substância que tem a propriedade de oxidar, clareando os pigmentos naturais do cabelo.

Pantenol | Substância semelhante à vitamina B5 que tem a propriedade de regenerar os fios.

pH | Sigla para potencial hidrogeniônico. Refere-se à concentração de íons de hidrogênio contida em produtos químicos.

Plaquete | Tipo de prancha que tem a parte superior dentada como um pente, usada pelo cabeleireiro como apoio para colorir ou descolorir mechas.

Platinado | Tonalidade mais clara de louro na coloração de cabelo, chegando quase ao branco platina.

Ponta dupla | Denominação dada à ponta danificada e bipartida do fio de cabelo.

Queratina | Proteína insolúvel encontrada nas unhas, na pele e nos cabelos.

Radiodermite | Inflamação cutânea resultante da ação de radiação.

Rastafári | Diz-se do cabelo, com tranças e *dreadlocks*, inspirado no rastafarianismo, movimento surgido na Jamaica entre a classe trabalhadora e camponeses negros em meados da última década de 30.

Recondicionamento capilar térmico | Também conhecido por alisamento japonês. Alisa radicalmente os fios alterando a textura do cabelo por meio da aplicação de produtos químicos em alta temperatura.

Rinsagem | Coloração provisória para neutralizar a cor existente ou acrescentar cor ao cabelo, tingido ou não. É usada geralmente em cabelos grisalhos.

Silicone | Em sua forma líquida, atua como isolante da eletricidade dos fios de cabelo.

Telógena | Fase do folículo piloso em que o fio do cabelo se encontra em queda.

Termoativado | Diz-se do cosmético capilar com formulação química ativada pelo calor do secador.

Tonalizante | Coloração semipermanente e sem amônia que escurece o cabelo, tonalizando a cor de base em matizes variados. Desbota após algumas lavagens.

Referências

Muitas das informações técnicas sobre embelezamento capilar contidas neste livro foram pesquisadas em entrevistas com o cabeleireiro e co-autor Bruno Donati. Algumas referências bibliográficas, contudo, merecem ser destacadas como instrumento importante no levantamento de novas informações sobre o assunto. São elas:

BEDIN, Valcinir; STEINER, Denise. Viver bem com o seu cabelo. São Paulo : Ed. Kalys, 1999.

CASOTTI, Letícia (Org.); DIAS CAMPOS, Roberta (Org.); SUAREZ, Maribel (Org.). O tempo da beleza. Rio de Janeiro : Senac Nacional, 2008.

CASTANO, Paolo. I capelli : bellezza e salute. [S.l.] : SEPEM, 1998.

CHAHINE, Nathalie; JAZDZEWSKI, Catherine; LANNELONGUE, Marie-Pierre et al. Beauté du siècle. Paris : Éditions Assouline, 2000.

CORTESI, Gianfranco. Focul sul colore. [S.l.] : SEPEM, 1998.

______. Permanente : viaggio-studio nel mondo del ricciolo. [S.l.] : SEPEM, 1999.

______. Shampoo & trattamenti : non tutto ma di tutto. [S.l.] : SEPEM, 2002.

DOURADO, Thomas. Mania de beleza. Rio de Janeiro : Ed. Nova Razão Cultural, 2006.

ECO, Humberto. História da beleza.. Rio de Janeiro : Ed. Record, 2004.

ENCICLOPÉDIA Barsa. Rio de Janeiro : Encyclopaedia Britannica do Brasil, 1993. v. 11, p. 153.

FATIGATI, Otávio. Curso de cabeleireiro para senhoras. São Paulo : [s.n., 199-?]. Apostila.

KREAMER, Anne. Meus cabelos estão ficando brancos. São Paulo : Ed. Globo, 2007.

MINNICELLI, Emilio. L'acconciatura nell'evoluzione storica : dall'antichità ai gionni nostri. [S.l.] : Ponte Novo, 1998.

SENAC. DN. Salão de beleza : cabelos / Máslova Teixeira Valença; Sandra Maria de Souza Lima; Eloi Calage et al. Rio de Janeiro : Ed. Senac Nacional, 2000. 64 p. Il.

TRATAMENTO capilar. Boletim Informativo Art-Bel, São Paulo, n. 25, out./dez. 2002.

VIGARELLO, Georges. História da beleza. Rio de Janeiro: Ediouro, 2006.

WOLF, Naomi. O mito da beleza.. Rio de Janeiro : Rocco, 1992.

Sites visitados na internet

www.senac.br

www.wikipedia.org

www.britannica.com

www.youtube.com

www.greatlengths.net

www.anvisa.org.br

www.chanel.com

www.loreal.com

www.wella.com.br

www.phytoderm.com.br

www.revlon.com.br

www.redken.com

www.avon.com.br

www.natura.com.br

www.neutrogena.com/

www.alfaparf.com

www.dermage.com.br

www.cosmoprofcosmetica.com

Representantes comerciais

Editora Senac Rio de Janeiro
Rua Pompeu Loureiro, 45 – 11º andar – Copacabana
CEP 22061-000 – Rio de Janeiro – RJ
Tel: (21) 3138-1385
e-mail: comercial.editora@rj.senac. br

Editora Senac São Paulo
Rua Rui Barbosa, 377 / 1º andar – Bela Vista
CEP 01032-970 São Paulo – SP
Tel: (11) 2187-4453
Fax: (11) 2187-4486
e-mail: editora@sp.senac.br

Este livro foi composto com as tipologias Joanna e Halvett e impresso em papel off-set 90g/m² no miolo e Cartão Duo Design 300g/m² na capa, em 2014.